病気が逃げ出す上体温のすすめ

今津嘉宏

ワニブックス
|PLUS|新書

はじめに

正しい健康法って、なんでしょうか？　世の中にさまざまな健康の指南書がある中で、小さな子どもからお年寄りまで実践することができ、お金をかけずに、今すぐに始められる方法を知りたくありませんか？

これまで『89・8％の病気を防ぐ上体温《じょうたいおん》のすすめ』『115歳が見えてくる〝ちょい足し〟健康法』『最強の免疫力』という、わたしがワニブックスさんで書かせていただいた健康3部作のポイントを、寒い冬のタイミングで一冊にまとめました。

一生、健康なからだでいるために最も大切なのは、何よりも上体温でいることです。上体温とは、「からだを温め体温を上げておくこと」です。わかりやすいですよね。体温が、35・5℃の方は、36・0℃を目指します。36・5℃の方は、37℃を目指します。このように常にからだを温めることが、健康の秘訣と考えています。

上体温を日常生活に取り入れるために、時間とお金をかける必要はありません。**今の**

自分の生活を見つめ直すだけで、寒い季節でも風邪すらひかなくなります。さっそく、今からすぐに始められる健康法をお話しさせていただきます。

まずは、あなたの衣食住から、見直してみましょう。

「衣」では、交感神経と副交感神経の関係から、靴下の選び方という具体的なアドバイスから、冷やしてはいけないからだの場所まで医学的に解説します。

「食」では、風邪知らず・病気知らずのからだを手に入れるために、春夏秋冬の野菜を例に取って、食材の選び方を解説します。

「住」では、睡眠に注目し、今よりももっと質の良い睡眠を手に入れる実践的な方法を、実際の商品名などを列挙しながら解説します。

上体温を身に付けることで、日々の健康維持はもちろん、インフルエンザ、動脈硬化、心筋梗塞《こうそく》、高血圧など、**特に寒い季節に気になる病気が逃げていくからだを手に入れることができます**し、風邪ウイルスからがん細胞までやっつけることだってできます。実際、わたし自身、病気になった記憶がありません。どうか、何歳になっても健康で元気なあなたでいられるように、温かいからだを手に入れましょう。

目次

※本書は２０１４年10月に刊行された『89・８％の病気を防ぐ上体温のすすめ～名医が実践する新・体温健康法！』（小社刊）を再構成し、あらたな情報を加筆したものです。

第1章

「冷え」が万病を作り出していた

健康の秘訣は体温調整にあり！

わたしは、大学を卒業してから約25年間、外科医として医療に従事してきました。外科医に求められる資質のひとつは、24時間、３６５日、休むことなく働き続けることができる健康なからだです。

皆さんは、外科医がどんな生活をしているか、ご存じですか？　近年は医師を主役にしたドラマが人気を博していますが、実際はあんなに華やかではありません。

外科医の生活は、朝早く、まだ皆さんがベッドで寝ている時間から始まります。病院ではまず、前日に手術を受けた患者さんの状態を見て回ります。外科医は、看護師の記録を見ながら、夜の間に起きた出来事を確認していき、さらに血圧、呼吸、体温、尿量、傷の状態などを、ひとつひとつチェックするのです。

看護記録には、時間ごとの変化が数値で正確に記載され、誰が見てもわかるようにグラフにまとめられています。しかし、この時に大切なことは、実際に自分自身の目で、すべてを確認することでした。紙の上に記載された数値や電子カルテの記録を見るだけでは、手術後の患者さんの状態を正確に把握することは難しいからです。

自分の目で見て、自分の手で直接患者さんの肌に触れ、自分の耳で聞かないと、本当に患者さんの状態を把握したとは言えません。

そうやって、毎朝、病棟を回診して回ったあとに、仲間の医師や看護師とのミーティングが行なわれ、ここで自分が気づいた点を確認していきます。この朝のミーティングで、ようやく一日の行動スケジュールが決まるのです。

外科医の一週間の大まかなスケジュールは、だいたい決まっています。例えば午前ですと、月曜日は「手術」、火曜日と水曜日は「外来診療」、木曜日は「病棟管理（ガーゼ交換などを行なう回診や点滴など）」、金曜日は「検査」といった具合です。同じように、午後のスケジュールも週単位で決まっています。そして、空いている時間を見つけて、入院患者さんやご家族への病気の説明、病院の会議などが予定されており、夕方には再び、入院患者さんを回診します。

夕方の回診を終えたあと、一日の出来事をカルテに記録していきます。この時、翌日以降の検査の予定や手術の予定などを把握し、その後は雑用が始まります。

しかし、こんなスケジュールどおりの時間を過ごすことができるのは、週に数日です。ほとんどは、産婦人科や整形外科などほかの診療科の手術の手伝いに呼ばれたり、救急外来の対応や緊急手術に追われたりと、わたしの携帯電話は鳴りっぱなしで、トイレに行く時間さえもほとんどない状況が続きます。

気がついてみると、あっという間に夜中になっていた、ということばかりの毎日でした。それに加えて週一回の当直業務や、学会の仕事、論文の作成など、仕事の内容は多岐にわたり、わたしの睡眠時間は毎日平均2時間余りが20年間続きました。

回診で気づいた「からだを温める」ことの重要性

皆さんは、病院の中で、人の死を看取ることが最も多い診療科はどこかご存じでしょうか？　肝硬変や栄養障害を扱う消化器内科だと思いますか。あるいは肺炎や呼吸不全を扱う呼吸器内科だと思いますか。それとも、脳梗塞や認知症を扱う神経内科だと思いますか。答えは、外科なのです。

外科医のわたしは、年間数十人の方々を看取ってきました。がんによって亡くなった患者さん、緊急手術をしたにもかかわらず助けることができなかった患者さんなど、多くの死に接してきました。

亡くなった患者さんの無念、残されたご家族の悲しみ、さまざまな思いを受け止めながら診療を続けてきましたが、命の最後の場面に多く立ち会わせていただいたことで、自分の中に、何かはっきりとした基準ができたと感じています。言葉にすることはなかなか難しいのですが、死を知ったことで、生きることの大切さ、健康のありがたさを深く感じるようになりました。

外科医として多忙な毎日を送る中で、毎朝行なわれる回診は、若い医師たちにとっては退屈で刺激の少ない仕事だったようです。彼らは当直で疲れているので、眠い目をこすりながら回診をしていました。しかし、わたしにとって回診は、患者さんひとりひとりの健康状態を知る大切な時間でした。回診は、教科書や参考書には書かれていない、人間の健康状態を見極めるための情報を得る、重要な時間だったからです。

そして、そこで見聞きしたことで実感したのが、この本でお話しする「からだを温める」ことの重要性でした。

たくさんの患者さんを見てきた経験から、病気になったり、体調を崩したりする原因の根本に「体温の状態」が関係しているということにわたしは気づきました。そして、**「からだを温める」ことで、多くの病気を予防できることもわかったのです。**

朝の回診の時、寝相が悪く、布団をかけずに寝ている人や、衣服がはだけてお腹が出てしまっている人を見かけます。寝ている間にからだを冷やしてしまった人は、朝から体調が悪く、顔色もさえません。

また、いつも手足が冷たい人や、お腹をこわしやすく、冷えるとすぐに下痢《げり》をしてしまう人は風邪もひきやすく、とかく体調を崩しがちです。

このような患者さんたちをたくさん見ているうちに、わたしは、**からだを冷やすことが体調を崩す原因となり、それがやがて病気へと発展する**のだと考えたのです。

25年余り、本当にいろいろなことを臨床の現場で学んできました。この経験の数々は、医大でも教わることはできませんし、教科書にも載っていません。わたしが実際に目で見て、肌で感じて、積み重ねてきたものです。しかしそれらは、自分だけのものにするにはもったいない大切なことばかりで、中でも特にわたしが大切にしていること、それが「からだを温める」ことなのです。元気で健康なからだを作るためには、「からだを温める」ことが大切だと断言しておきましょう。

健康になるためのただひとつの方法

春夏秋冬、季節が変われば、体調も変わります。それでも毎日同じ方法で健康管理をしていてよいのでしょうか。関東在住の人が、北海道や沖縄に旅行へ行けばいつもと気候が変わります。それでも、同じ方法で健康管理をしてよいのでしょうか。

海外旅行へ出かけたとしましょう。国が変われば食材や調理法も変わります。それでも、同じ方法で健康管理をしていてよいのでしょうか。

結論から言えば、時と場所によってやり方を変えないといけない健康法は、理論的に間違っています。大自然の法則は、北海道と沖縄、日本と海外で変わることはありません。そして、**わたしが患者さんから学んだ普遍的な自然の法則が「からだを温める」こ**

とだったというわけです。

「からだを温める」ことは、いつでも、どこでも、簡単に行なうことができます。例えば、呼吸はゆっくりとする、食事は温かいものから口にする、食材は季節のものを選ぶ、衣食住を活用する、漢方医学を活用する、などといったことです。

わたしが55歳を過ぎても、毎日を元気で健康に過ごせているのは「からだを温める」ことを意識して生活しているからです。

これまでサプリメントも健康食品も摂ったことがありませんし、外科医としてハードな25年余りを過ごしても、病気らしい病気ひとつせず、元気に毎日生活しています。さらに白髪もしわもなく、実際の自分の年齢を伝えると、患者さんにビックリされたことは一度や二度ではありません。その理由を挙げるなら、それは「からだを温める」ことを大切に考え、実行しているからです。同じように、どんな優秀な医師よりも、あなたのからだのことは、あなたが一番よく知っているはずです。

子どもの頃からの長い付き合いだからこそ、最新の検査機器を使っても見つけることができないほんの少しの異常も、あなただけは感じることができるはずです。わたしも、自分のからだの変化をチェックすることを毎日行なっています。

朝起きて、まだ目がはっきりと覚めていない時は目の周りをマッサージする。口の中を歯ブラシで掃除する。うがいをして喉をきれいにする。時間がある時は必ずシャワーを浴び、からだの汚れを落としてから仕事へ出かける。クリニックへの道のりでは、指を一本ずつ伸ばしたり曲げたりして、手の動きをチェックする。肘を伸ばし、肩を回し、運動をしながら歩くことで、大きな関節の動きを確認する……。

ウォーミングアップのための特別な時間は使わず、歩きながら、からだのあちこちの状態を意識し、目的地を目指します。ひとつひとつの行動は簡単で、時間もかからず、お金もかかりません。しかし毎日続けることで、より早く、その日の自分の体調を知ることができるのです。

あれもこれも「冷え」が原因だった！

ここからは、実際の患者さんの症例などをいくつか交えながら、上体温の重要性をご紹介していきましょう。

最初の方は、長年、体調不良で苦しんでいた30代の女性です。わたしのクリニックに来院する前に、いくつもの大きな病院で精密検査を受けてきましたが、「原因不明の体調不良」と診断されていました。病院によっては「自律神経失調症」「神経症」「身体表現性障害」などといった病名を付けるところもありました。

しかし、本人もご家族も、決して気のせいではなく何か原因があると考えて、わたしの外来を受診されたのです。それまでの検査結果は、丁寧にノートにまとめてありました。血液検査、レントゲン検査、ＣＴ検査やＭＲＩといった画像診断情報もありました。たしかに、どの検査結果を見ても、異常値や異常所見は見当たりませんでした。ただ、長年「体温を測ると35℃前後」「秋から冬になると、風邪を何度も引いてしまう」「冷房が苦手」といった、**からだの「冷え」に特有な症状を訴えていたことに、わたしは注目しました。**

そこでわたしは、彼女に「からだを温める」方法を教えることにしました。食材の選び方、調理の仕方、食べ方、そして、季節ごとの注意事項、衣服、住居の環境についてなど、その内容は、毎日の生活を送る上でのポイントを簡潔にまとめたものでした。その後、彼女が2週間ごとに来院するたびに、実際に作った食事の内容や生活の状況など、いろいろと話してもらいました。

「夏休みになったので、海外へ旅行に出かける予定があるが、食事はどうしたらいいのか?」「家族に不幸があり、しばらくは忙しいので外来へ通えなくなるけれど、何に気をつければいいのか?」といった、具体的な相談も受けました。

体調管理が上手くいかない時もありましたが、春が過ぎ、夏を迎え、秋になる頃、彼女から、こんな嬉しい言葉を聞けるようになりました。

「最近、体温が常に35・5℃以上になってきました!」「朝、すっと起きられるようになりました」

そして冬。「いつもなら、風邪を引く時期なのに、まだ引きません」「寒さで食欲が落ちるはずなのに大丈夫です」と、病気の予防ができるようになってきたそうです。

そして、一年が過ぎる頃になると、体重も増え、頬の色も良くなりました。初めて来院した時とはまるで別人のような、元気な女性に生まれ変わっていたのです。

手術後の食欲低下も上体温で改善

次の症例は、胃がんの術後から、からだが冷えると必ず具合が悪くなり、食欲低下や吐き気、嘔吐《おうと》に苦しむ60代の男性です。彼は胃全摘術の手術を受けて以来、からだが冷えると調子を崩し、食欲がなくなってしまいます。ひどい時は吐き気に襲われ、嘔吐を繰り返していました。知人の紹介でわたしのところへ来院した時は「これさえなければ体調はすこぶる良いのだけれど」と話していました。

この厄介な症状について、主治医へ10年間、相談を繰り返してきたそうですが、「原因がわからない」と言われてしまっていたそうです。「ただただ、苦しい症状を我慢するしかなかった」と暗い顔で振り返っていました。そんな話をいろいろとうかがううちに、胃腸を冷やすと問題の症状が出現することがわかりました。そこでわたしは彼にも「からだを温める」方法をお教えしました。

最初の1カ月は、今までよりは症状が出なくはなっているものの、依然として食欲がなくなることが多く、体調も不安定でした。しかし、2カ月、3カ月と経過するにつれて、食欲低下などの症状が出なくなってきました。そして半年が過ぎた頃、彼から「先生、もう大丈夫です。10年間悩み続けた症状はなくなりました！」と嬉しい報告がありました。そうです、原因不明の消化器症状も「からだを温める」ことで解決することができたわけです。

「温かいからだ」が良い理由 ～やせていると冷えやすい？

やせていると、からだは冷えやすいのでしょうか。

それとも逆に、太っているほうが冷えやすいのでしょうか。

からだの熱を作っているのは筋肉です。筋肉が多いとたくさんの熱が作られます。つまり、やせていても筋肉がたくさんあればからだは温かく、太っていても筋肉がなければ、からだは冷えてしまいます。

例えば、鶏ガラのようにやせている場合、筋肉は少なく、皮下脂肪もありません。この場合は、熱を作る筋肉が少ないため、からだは温まりません。やっと作られた熱も、皮下脂肪がありませんから、簡単に肌から外へ放散されてしまいます。このため、からだは冷えやすく、すぐに風邪を引いてしまうことになります。

相撲取りの場合は、一見太っているように見えますが、中に筋肉がたくさんあります。筋肉によって作られた熱は、皮下脂肪で保護され、肌から外へ放散されづらい状態にあります。このため、からだは常に熱く、いつも汗をかいている状態になります。

ところが単に太っている場合は、筋肉が少なく皮下脂肪が多いため、熱を作ることができず、からだは冷えてしまいます。さらに皮下脂肪が冷えたままの状態を保ちますから、体温は下がる一方です。

つまり、**筋肉を付けたほうが、「からだを温める」ことが簡単にできるようになるわけです。**

とは言え、わたしは、皆さんに相撲取りのようなからだをおすすめしているわけではありません。今より元気で健康な状態になるためには、どうすればいいか、そのヒントをお教えしたいのです。

車も人も温かいほうがよく動く!

人のからだも、車のエンジンも、しっかり温めてから使わないと壊れやすくなります。「人間と機械を一緒にするな」と、お叱りになる方もいるかもしれませんが、わたし自身も、人のからだの仕組みは機械よりも複雑だと考えています。

しかし、精密機械を使って検査をしたり、ものを作ったり、車のエンジンを動かしたりする時は、必ず機械がちゃんと動くかどうか確認をしておく必要があります。それぞれの歯車が上手く回り、寸分の狂いもなく動くためには、慣らし運転を繰り返さなくてはなりません。

部品ひとつひとつの温度が安定しないうちは、歯車自体が上手く噛み合わないことがあります。金属でできた歯車は、温度によって大きさが変化するからです。すべての歯車が一定の温度になるまで慣らし運転を続けたあと、ようやく検査を行なったり、ものを作ったりすることができるようになるというわけです。

車のエンジンも同様です。冬の寒い朝は、エンジンを温めるため、しばらくアイドリングをするという人は多いでしょう。車の運転を始めるまえに、しっかりエンジンを温めておくことで、安全に車を動かすことができるようになりますよね。

人のからだも同じで、からだが冷えたままで急に走ったりすると、筋肉を痛めたり、関節をおかしくしてしまいます。

スポーツをする人はおわかりと思いますが、準備運動をした時と、しなかった時では、からだの動きにはっきりと違いが出ます。準備運動をせず、からだが冷えたまま動かすと、思い通りに動かないばかりか、大きなケガにつながりかねません。

散歩や腹筋など、どんな簡単な運動でも必ず準備運動をして、からだを十分に温めてから行なうことが重要です。

からだが冷える意外な原因

「冷え」の原因はさまざまです。例えば、春夏秋冬を基準に考えてみましょう。

春、新しい職場で慣れない仕事を始めたり、新学期にストレスを受けたりしてからだの調子を崩すことがあります。この時、体温は一定しません。

このように、精神的ストレスと体温には関係があると認知されるようになってきました。現在、科学的にわかっている精神的ストレスと体温の関係は、「ストレス性高体温」と言われています。

例えば、原因不明の微熱が続く時、その原因のひとつにストレスが挙げられます。しかし中には逆に、ストレスで体温が下がってしまう人もいます。**精神的ストレスによって、からだに冷えが生じてしまうわけです。**

小さい頃、夏に「冷たいものばかり食べているとお腹をこわすよ」と、母親によく言われたものです。きっと皆さんにも似たような経験があることでしょう。食べ物によって胃腸を冷やすことが不調の原因となるのです。

秋は一年の疲れがだんだんとたまってくる季節です。夏の疲れも重なって、秋になるとからだが思いどおりに動かせなくなったり、仕事の効率が下がってきたりすることがあります。同時に、手足が重くて、だるさがこたえる……指や足がむくんで、足下から冷えるようにもなってきますが、それは体力の低下を原因とする冷えです。

冬、気温が下がってくると、手足の先が赤くはれ上がってかゆくなる「しもやけ」になる人がいます。手足が冷え、調子が悪くなる人も多くいるでしょう。環境がからだに影響を与え、冷えることが体調を崩す原因となります。

このように、「冷え」の原因は、いろいろとあります。肉体的なストレスから冷える場合もあれば、精神的ストレスから冷える場合もあります。生まれつき冷えやすい体質の人もいますし、年を取るにつれ、だんだんと冷えやすくなる人もいます。「冷え」の原因はひとつではないのです。このため、からだを冷やさないようにするには、原因に応じた対応が必要となります。

低体温がもたらすさまざまな病気

低体温の影響がからだ全体に及ぶ最悪の例は「凍死」です。

雪山で遭難すると、低体温によって重要な臓器の機能障害が起こり、最悪のケースでは死に至ります。凍死とまではいかなくとも、慢性的な低体温はからだにさまざまな悪影響を与えます。

日常生活において、**からだを冷やすことが原因で起こる最も身近な病気は「風邪」でしょう**。特に冬に多く見られる病気ですよね。「今年こそはかかりたくない」という方も多いでしょう。風邪はウイルスによる感染症です。つまり、からだが冷えることで免疫力が低下して、ウイルスに感染しやすくなり、風邪を引いてしまうわけです。

免疫力が低下すると、**肺炎や膀胱炎《ぼうこうえん》**にもなりやすくなります。どちらの病気も細菌による感染症です。

つまり、病気にかかりづらくなるためには、免疫力を保つことが重要なのです。

大病で入院している時にからだを冷やすと、病気の状態がさらに悪化してしまいます。免疫力が落ち、微熱が続き、体力がなくなって治療の効果が得られなくなってしまうためです。場合によっては余病を併発して、危険な状態に陥ってしまうことさえあります。

このため、病室の温度は、普通の家庭よりも高く保たれています。からだを冷やすことが、病気の治癒に影響を与えるからです。

膠原病《こうげんびょう》の患者さんは、低体温になると手足が血流障害を起こして、指先が白くなります。これを「レイノー現象」と言うのですが、重症になると、指先が壊死《えし》してしまうケースもあります。

関節リウマチの患者さんは、関節に炎症を起こしています。このため、低体温となると関節痛が悪化し、からだの動きが悪くなってしまいます。

低体温が消化器系に影響を与える一例として、**下痢**があります。皆さんの中にも、冷たいものを食べたり飲んだりするとすぐにお腹が痛くなり下痢をする人がいると思いますが、手足を冷やすことが腹痛につながり、下痢を起こす場合もあるのです。

また、呼吸器系に影響を与える例としては、**気管支ぜんそく**があります。気管支ぜんそくは、体温の低下や自律神経の乱れによって引き起こされると言われていますが、実際、ぜんそくの発作《ほっさ》に苦しむ患者さんには、低体温の人が多いのです。

筋肉に影響を与える場合としては、**肩こり**があります。肩こりになりやすい人が筋肉を冷やすと、肩こりがひどくなります。場合によっては、肩こりから頭痛になったりもします。

また、**低体温は脳の機能にも影響を与えます**。脳というのは電気信号で動いているため、温度が下がりすぎると神経同士の接触が悪くなります。神経系の動きが悪くなると、物を考える力が低下し、それに伴ってやる気も下がってくるのです。

こうして考えてみると、低体温がわたしたちの健康にさまざまな悪影響を及ぼすことは明白なのです。

からだを冷やさないための基礎医学

日本人の平均寿命は世界一長いというデータもあり、アメリカやイギリス、フランスといったほかの先進国よりも長生きの人が多くなっています。

日本人が長生きできる理由には諸説あります。魚中心の食生活、国民皆保険制度、上下水道の環境が整備されていることなど、さまざまな要因が重なり合った結果と考えられていますが、医療の面から考えると、日本全国、どこでも同じ医療が受けられる保険制度が最大の特徴と言えるでしょう。北海道でも、沖縄でも、離島でも、保険証さえ持っていれば、いつでも医療が受けられますし、24時間、365日、片時も休まずに国民に対して提供される救急医療サービスも充実しています。

世界でトップクラスの医療体制を持つ日本が、もうひとつ、世界に誇れるポイントとして**「漢方医学」**があります。

中国や韓国など、伝統医学を行なっている国は多くありますが、西洋医学と日本の伝統医学である漢方医学の両方を、ひとりの医師が処方できるのは日本だけです。

中国も韓国も、西洋医学と伝統医学の医師国家資格は別々に分かれており、このため、西洋医学は西洋医学の資格を持った医師に診断と治療をしてもらい、伝統医学は伝統医学の資格を持った医師にお願いしなくてはいけません。しかし日本では、ひとりの医師に西洋医学と漢方医学の診断と治療をゆだねることができます。

この素晴らしい医療制度を持つ日本で、漢方医学の恩恵を受けないのは、もったいないとわたしは思います。

ぜひ、皆さんも、機会があれば一度、伝統を誇る漢方医学の持つ力に触れていただきたいものです。もちろん「上体温」の効果も期待できます。

「漢方医学」＝中国というのは間違い

「中国へ行って、本場の漢方薬を処方してもらった」「韓国の漢方専門医に診察してもらった」という話をよく耳にします。中には、「本場中国で買ってきた貴重な漢方薬」を分けてくれる方もいらっしゃいます。

実は、漢方医学の本場は中国ではありません。韓国でもないのです。**漢方医学の本場は日本です。**

驚かれる人も多いと思いますが、漢方医学とは、日本で培われ育てられた、日本独自の医学体系のことを言います。

世界の医学は、3000年前に古代エジプトから始まったと考えられています。その後、インド、ギリシャ、アラビア、中国など、各地で独自の医学が発達し、日本にも、朝鮮半島から医学が伝来しました。

その後、島国である日本では、日本人の体質に合わせた日本独特の医学が発展してきました。これが「漢方医学」です。

中国で行なわれている伝統医学は「中医学《ちゅういがく》」、韓国で行なわれている伝統医学は「韓医学《かんいがく》」と呼ばれています。中国でも韓国でも、漢方医学で使われる薬草を中心とした治療法が行なわれていますが、薬草の分量や組み合わせ方が、それぞれの国で異なります。また、漢方医学と中医学、韓医学とでは診断方法から治療法まですべて異なっているのです。

つまり、「本場中国の漢方医学」という言葉を正しい日本語に直すならば、「本場・中国の中医学」あるいは「本場・日本の漢方医学」となるわけです。

わたしが漢方医学を始めた理由

漢方医学が日本の伝統医学である、ということを知ると、皆さんも俄然興味がわいてきたと思います。わたしも、今から約20年前、外科医として毎日手術を担当していた頃、「漢方医学ってなんだろう」という強い興味がありました。というのも、当時の医学部では漢方医学は教えてもらえなかったからです。

当然、漢方医学の知識はまったくありませんでしたが、日々の外科治療で、手を尽くしても治らない患者さんを「なんとか治せないだろうか」と考えた末に、最先端医学とはまったく違った理論体系を持つ漢方医学を学んでみようと考えたのです。

腹腔鏡《ふくくうきょう》手術やがん化学療法など、慶應義塾大学病院の研修で身に付けた最先端医学は、それまで治すことができなかった病気を驚くほど簡単に治してくれました。しかし、中には合併症や副作用で苦しむ人もいます。そんなジレンマの中でわたしは、漢方医学を学べば、患者さんの合併症や副作用を軽くしたり、からだの状態を整えたりすることができるかもしれないと考えたのです。

漢方医学の難解な専門用語を前に、何冊かの本と格闘をしながら勉強を進めるうちに、「漢方医学だけで治すことができる病気がある」ことや、「漢方医学と西洋医学を合わせることで治すことができる病気がある」ことを知りました。

そして、わたしの専門分野であるがん診療に漢方医学を取り入れた「がん漢方」を用い、診療を始めたのです。

「からだを温める」万能健康法

わたしは、これまで数多くの「がん」を診察してきました。

脳腫瘍、耳下腺《じか》がん、皮膚がん、食道がん、胃がん、十二指腸がん、小腸がん、大腸がん、虫垂《ちゅうすい》がん、直腸がん、肛門がん、舌《ぜつ》がん、咽頭《いんとう》がん、喉頭《こうとう》がん、気管がん、肺がん、悪性胸腺腫《きょうせんしゅ》、乳がん、肝臓がん、胆管《たんかん》がん、胆のうがん、膵臓《すいぞう》がん、腎臓がん、尿管がん、膀胱《ぼうこう》がん、前立腺《ぜんりつせん》がん、脂肪肉腫、骨肉腫、白血病、悪性リンパ腫など……20年余りの間、数々のがんを診ているうちに、**「がんの治療に欠かせないのは、からだを温めること」だと気づいたのです。**

がん漢方では、胃腸のバランスを整え、体調管理をすることで、免疫力を高めるようにします。そのためには、からだを冷やす努力をするのではなく、**「からだを温める」努力をしてもらいます。**からだのバランスを取るためには、からだが持つ自然の力を活用することが大切だからです。

人間が本来持っている自然治癒力を高めるためには、からだの働きをスムーズに促すことが良いと考えています。

良かれと思って大量に栄養剤を使ったり、サプリメントや健康食品をたくさん摂ったり、強い薬を使ったりすることは避けるべきでしょう。「良いものだから、たくさんあったほうがいい」というのではなく**「過ぎたるは及ばざるがごとし」**と考えて、控えめに、少しずつバランスを取っていくことが大切になります。そのためには、細胞レベルでの活性を最大限に活かす環境作りが大切です。細胞内で行なわれる反応には、ビタミン、ミネラル、酵素などが関係しています。この反応が効率良く行なわれるには、ひとつひとつのビタミン、ミネラル、酵素などを補充するのではなく、からだ全体の環境を整える努力をすることで、バランスの取れた状態へ近づけることができます。そしてその環境作りの鍵を握るのが「からだを温める」ことなのです。

上体温でがん細胞もやっつけよう!

がん細胞が、42℃以上になると死滅することは、よく知られています。ハイパーサーミア（温熱療法）として、医療現場でも応用されています。

温度によって、細胞の活動性は変わります。温度を下げていくと、細胞の活動性は次第に低下していき、冬眠状態になることもあります。逆に温度を上げていくと、細胞の活動性は増し、活発に働き始めます。この習性を使って、自分自身のからだの調子を整える方法が「からだを温める」ことなのです。

皆さんの中には、「正常な細胞が活発になるのはわかるけれど、がん細胞も活発になるのでは？」と心配する人もいると思います。

たしかに、がん細胞も適切な温度で培養すると活動性を増します。しかしそれはがん細胞だけの環境の場合です。現実には、**がん細胞だけの環境など存在しません**。からだ全部ががん細胞に支配されるという状態はあり得ないからです。

心臓が拍動《はくどう》し、肺が呼吸し、肝臓が代謝し、腎臓が尿を作り、脳が物を考えて、生命活動をしているからだの中に、がん細胞は存在します。

ところが、生きているからだの中では、がん細胞の数に比べて、正常に働いている細胞の数のほうが圧倒的に多いのです。正常に働いている細胞は、がん細胞に比べて増殖力もなく、転移することもできない、非力な細胞かもしれません。そんな無力な正常細胞ですが、からだ中のたくさんの正常細胞が集まれば、大きな力になります。

無秩序に広がっていくがん細胞に対抗するためには、小さな力を結集して戦う必要があります。正常に働いている細胞の活動性を増し、がん細胞をやっつける――それは「からだを温める」ことから始まるのです。

「がん漢方」の大切なポイント

がんの3大治療法は「外科治療」「薬物治療」「放射線治療」と言われています。つまり、外科治療である手術のことがわかっていないと、がん診療は行なえません。

わたしは、外科医として多くのがんの手術を手がけてきました。実際にからだの中にあるがんを目で見て、手で触れた経験から、がんの性質をしっかりと理解していると自負しています。

また、薬物治療も、抗がん剤や分子標的因子などのことがわかっていないと行なえません。攻めの薬としての抗がん剤ばかりでなく、守りの薬である痛み止めや睡眠薬など、すべての領域の薬剤を使いこなす必要があります。

わたしは、救急医療や集中治療室の医療を担当する中で、さまざまな領域の病気を診察してきました。

高血圧症、糖尿病、高脂血症、高尿酸血症（痛風《つうふう》）、心筋梗塞、動脈硬化といった生活習慣病から、難治性疾患と言われる膠原病、リウマチ疾患、潰瘍《かいよう》性大腸炎など、さまざまな病気の薬物治療も経験してきました。

放射線治療も、外照射法、内照射法といったものから、サイバーナイフ（放射線治療に使用する装置）、重粒子線療法（がんをピンポイントで狙い撃ちする最先端の放射線治療法）まで、外科治療や薬物療法と組み合わせて行なってきました。

そうした25年余りの医師としての経験を最大限に活用したのが、「がん漢方」です。

ただし、漢方医学だけでは、がんは治りません。もし、がんが漢方医学で治るのならば、もっと昔からがんの治療法は確立されていたはずです。

しかし、西洋医学と漢方医学を組み合わせることで、そして**からだを温めること＝上**

体温で、「がんを治すことは可能だ」とわたしは思っています。それはどんな病気だって同じなのです。

西洋医学の良いところを最大限に発揮し、悪いところを漢方医学で補う。漢方医学の素晴らしいところを最大限に発揮し、足りないところを西洋医学で補う。西洋医学と東洋医学の利点を活用すること、これが「がん治療」のポイントです。

体温を整えて健康になる　～ありそうでなかった万能健康法

そんなわたしの目には、お金をかけて健康を手に入れる現代の風潮は、どこか滑稽《こっけい》に映ります。テレビショッピングで買ったサプリメントや健康食品を、毎日せっせと飲み続けている人や、雑誌に載っている記事を読んで行なっている健康法など、たしかにひとつひとつは、健康のために役立つでしょう。

しかし、その方法は、本当にあなたに合った方法なのでしょうか。あなたとは、体調や日々のストレスも違い、通勤ルートも仕事も収入も違う人が「健康に良い」と唱えた方法が、あなたに本当に合っているのでしょうか。わたしは、そんな情報を鵜呑《うの》みにすることができないのです。

いろいろな雑誌やインターネットの情報から、いろいろな健康法を集めても、それぞれまったく違った理論を基に解説されていたりするものです。そんな方法を組み合わせたところで、効果が出るとは思えません。

例えば、食べ物ひとつとっても、同じ食品について「健康のために、どんどん食べるべき」と書いてある本もあれば、「病気にならないよう、極力食べてはいけない」と書いてある本もあります。

そんな時、あなたはどちらの理論を信じるのでしょうか。そのような矛盾をはらんだ健康法はさておき、わたしは、この本で、「からだを温める」こと、つまり**「上体温」こそが、健康に一番大切な方法**だということを説明させていただきます。

なぜなら、それこそがどんな体質、どんな境遇の人にも共通して有効な健康法だからです。そのためには、サプリメントも健康食品も、高価な運動器具もいりません。「からだを温める」だけでいいのです。

第2章　「上体温」こそ究極の健康管理法

「低体温」という病気とからだの変化

昔、わたしが東京都立民生病院で働いていた時のことです。寒い冬になると、毎年のように「低体温」になって動けなくなった患者さんが運ばれてきました。

外気で冷え切ってしまった患者さんは、言葉を発する元気もなく、顔は青色、唇や指先は紫色に変わっていました。

多くの患者さんの場合、意識状態は朦朧《もうろう》としていて、体温は32℃といった感じで、極端な「低体温」になっていました。

救急外来で、何人かの医師と協力して治療にあたりましたが、血液検査では、肝機能障害や腎機能障害が認められました。胸のレントゲン写真を撮ると、さらに肺炎を併発していました。

「低体温」で運ばれてくる患者さんは、単なる体温の低下による全身状態の低下ではなく、命にかかわる「多臓器不全」の状態になっていたのです。このことからも、低体温がいかに恐ろしいものかがわかっていただけると思います。

あなたの命にかかわる低体温症

２０１１年3月11日に起こった東日本大震災では、寒さと風のために体熱を奪われ、低体温症で多くの尊い命が失われました。

このような状態を**「偶発性低体温症」**と呼びます。「偶発性低体温症」は、深部体温が35℃以下に低下した状態のことを言います。

低体温症の原因には、①冬などの寒い環境、②体温が奪われた状態、③自分で熱を作ることができない状態、④体温の調節ができない状態などがあります。

具体的には、山や海での遭難、アルコールによる酩酊《めいてい》状態、睡眠薬や鎮静薬などの薬物中毒、脳梗塞や脳出血などの脳血管障害、外傷、幼児や高齢者、路上生活者、広範囲なやけど、皮膚の病気、ホルモンの異常（甲状腺・下垂体《かすいたい》・副腎などの機能低下）、低血糖発作、低栄養状態といった条件で起こりやすいと言われています。

「偶発性低体温症」では、単に体温が低下しているだけではなく、脳神経系では感情が鈍磨《どんま》し、意識状態が昏睡《こんすい》していきます。

呼吸系では、頻呼吸→徐呼吸→呼吸停止と進行していきます。

循環系では、頻脈から徐脈となり、最後には心停止となります。深部体温が30℃以下になると、致死的な不整脈が起こりやすくなります。

低体温症は決して他人事ではありません。特に冬場はよく意識をしてください。

「部分」より「全体」を温めましょう

人は「からだを温める」ことで、元気に健康で生活することができるようになります。からだを冷やすことで病気の治療をすることができる場合もありますが、一般的にはからだを冷やしてしまうと酵素の働きが弱まってしまったり、免疫力が低下したりすることがわかっています。

では、単に温めればよいかというと、決してそうではありません。部分的にやけどをするような温め方や、広い範囲をやけどするほど温めてしまうと、致命的な問題にまで発展することがあることを覚えておく必要があります。

よく使い捨てカイロでやけどをする人がいますが、低い温度でも、長時間からだの一部が熱にあたっていると「低温やけど」を起こしてしまいます。

低温やけどは、局所的に温め続けることで起こるため、冬に電気毛布を使用する時なども注意が必要になります。からだを温めるには、部分ではなく、全体を温める工夫が必要になってきます。

患部が熱を持っていない場合は温める

さて、腕をぶつけた時、あなたならどうしますか？　ぶつけた場所を手で押さえて、じっと我慢するだけでしょうか。

打撲《だぼく》は、単に赤く腫れているのではありません。打撲を組織レベルで考えると、細胞が破壊された状態と言えます。つまり、ぶつけた場所では、細胞が数十～数百個、あるいは、数千～数万個以上の単位で破壊されているのです。

すると、破壊された細胞内に含まれていたさまざまな酵素や電解質などが、周囲の組織へ広がっていきます。

これらの内容物の中には、周囲の組織に悪い影響を与える場合もあり、それにより強い炎症が起こります。この炎症が、痛みや腫れの原因です。そして、この炎症によって発生する「熱」が、さらに周囲の組織へ炎症を広げていきます。

炎症が起こると、ぶつけた場所だけでなく、その周囲やからだ全体にも影響を与えます。これは、広範囲にやけどをした時や、交通事故のような大きな打撲の時に起こる反応です。発熱したり、血圧が下がったり、ひどくなると肺炎を併発したりと、致命的な状態になることもあります。

打撲によって引き起こされた反応は、誰にでも判断がつきます。打撲した部分を触ってみて、いつもより熱を持った状態ならば、熱があると判断します。この場合は、患部を冷やし続けることが大切です。やけどの処置と同じだとお考えください。

2~3日で、この悪い役割をする熱はなくなります。熱がなくなったことが確認できたら、今度は温めましょう。

骨折や捻挫《ねんざ》など、整形外科の病気でも、胆石症や大腸がんなどの手術後の傷も、すべて、ご自身の手で触って、熱を持っていない場合は温めてください。手術後の傷は、夏の暑い日でも冷やさないように温めるとよいでしょう。特に、傷の下に固いしこりのようなものがある場合は、しっかりと温めることが大切です。

お風呂は42℃のお湯に5分以内が理想

疲れている時は、温泉やお風呂でからだを温めることで心まで和らぐものです。では、何度のお湯に、どのくらいの時間入るのが健康には良いのでしょうか?

いろいろな研究の結果、**「42℃のお湯に5分以内」**というのが、最もからだに良いとされています。42℃より熱いお湯になると交感神経が亢進《こうしん》し、血圧が上昇したり、皮膚のトラブルが起こったりといった弊害が生じます。5分以上入浴すると、同じように交感神経が亢進し、血圧が上昇したり、脱水状態になってしまいます。中には、心筋梗塞や脳卒中などを引き起こす場合もあります。温泉や風呂で「からだを温める」場合は、「42℃のお湯に5分以内」と決めて入るとよいでしょう。

42℃と言えば、がん細胞は、42℃以上になると死滅する性質を持っています。手術によるがん細胞の切除、抗がん剤や放射線といった治療法以外に、がん細胞を加熱することで根絶やしにしようとする**「温熱療法」**という療法があります。

「温熱療法」には、超音波や電磁波を用いて加熱する方法や、お湯などを循環させて直接、がん細胞を温める方法があります。からだの外からがん細胞を加熱する方法は、からだに大きな負担をかけることなく、がん細胞を死滅させることができるため、さまざまな種類のがんに応用されています。

温かいからだは臓器の働きも良い

わたしが、慶應義塾大学で研究をしていた時の話です。冬の寒い日、ひとり実験室で、動物の腸管運動を調べていました。目的は、手術後の胃がどんな薬で動くのかを確認することでした。

動物の胃と小腸に、動きを記録する装置を使って行なっていたのですが、一回の実験には半日以上の時間がかかり、いつも気づくと外は真っ暗になっていました。

その日も、いつしか部屋の外は静まりかえっていました。わたしは、動物の腸管の運動をデジタル信号に変えて記録する装置を使いながら、いろいろな薬を試していました。しかし、その日はなぜか、いつもと違って腸管運動が弱いのです。

それまでにも何度か同じ実験を繰り返していたので、その日の実験結果が期待したようにならず、どうしていつものように上手く腸管を動かすことができないのか、悩んでいました。そんな時、実験助手が大きな声で実験室へ入ってきました。なんとその日、珍しく東京に大雪が降ったのです。窓の外をのぞいてみると、一面雪景色になっていました。フッと我に返ったわたしは、自分自身の吐く息も白いことに気づいたのです。

その瞬間、実験が上手くいかなかった理由がわかりました。腸管運動が弱かったのは、いつもよりも実験室の室温が低かったことが原因だったのです。お腹の中の温度を下げると腸の動きは悪くなり、温度を上げると腸の動きは良くなる……**腸管運動は、温度に左右されるというわけです。**

それこそが、健康の源である胃腸の働きを整えるカギでした。栄養を吸収する腸管の働きを活発にするには、腸管の温度を温かい状態にすることが必要なのです。

からだの中から温めることの重要性

暑い夏、冷たいかき氷を食べると、サーッと汗が引いていきます。これは、氷で直接、内臓を冷やしたことで、体温が一気に低下したためです。

逆に寒い冬、温かいスープを飲むと、食道から胃へスープが流れ込んでいくことに気づきます。消化管がゆっくりと温められているので、しばらくすると、じんわりとからだ全体が温まってきます。

このように、からだを冷やすことはあっという間に簡単にできるのですが、温めるのには時間がかかります。

例えば暑い夏に、クーラーの効いた部屋に入ると数分で汗が止まりますが、寒い冬にサウナに入っても、からだの芯を温めるには10分ほどかかります。

温める時には、からだの深部温度を上げることが重要になってきます。いくら冷え切った手足を直接温めても、外気に触れればすぐに冷たくなってしまいます。そんな時は、**手足を巡る「血液」を温めましょう。**

血液は、からだの中から手足末端へと運ばれていきます。温かい血が全身を巡れば、手足も温かくなるというわけです。元気で健康なからだを作り上げていくためには、特に、**からだの芯を温めることが重要です。**

からだの芯を温めることで、消化吸収を行なう消化管の動きは活発になり、効率的に栄養を吸収することができるようになります。

また、心臓、肺、肝臓、膵臓、腎臓といった重要な臓器の働きも活性化されます。重要な臓器が活性化されれば、体調は良くなり、元気で健康なからだを作ることができるのです。

漢方医学から上体温を考える

わたしが、外科学と同じように20年余りにわたって学んだ漢方医学には、**「気血水**

（き・けつ・すい）」という考え方があります。非常に抽象的で哲学的な理論ですので、わたし自身も、まだ正確に理解しているとは言い切れない理論です。

この「気血水」理論にある、「気」は、肉体的な元気さや、精神的な気力を表現していると言われているほか、消化・吸収に関わる力も含むと言われています。つまり、元気の「気」とは、気力の「気」であり、肉体的、精神的な力や、消化・吸収などの食事に関係した力の総称と言えるでしょう。

「気」が上手く働いていると、肉体的には元気で疲れ知らず、精神的には気力が充実して浮き沈みがなく、健やかな精神活動をしていることになります。

食欲があり、お腹の調子も良く、便通も安定するわけですが、この「気」の働きが悪くなると、元気がなくなり、疲れやすくなります。また、精神的な問題を抱えると「気」の働きも悪くなり、落ち込んだり、眠れなくなったりします。さらに食欲がなくなり、胃もたれや下痢、便秘などの消化器症状が現われもします。この「気」を調節するためには、「からだを温める」ことが非常に重要になります。

舌を診て自分の健康状態を知る

漢方医学の診断法に、**「舌診《ぜつしん》」**があります。文字どおり、舌の状態からからだの状態を診断する方法です。非常に簡単な方法ですので、ぜひ、皆さんも日常生活の中に取り入れてみてはいかがでしょうか。

まずは、鏡を準備します。そして、鏡に向かって舌をしっかりと出しましょう。この時、舌に力を入れず、リラックスして行なうのがポイントです。舌を観察する時は、①色、②舌の表面、③舌の辺縁《へんえん》の3点を確認していきます。

①色を確認する

夏、プールに入った時、一緒に泳いでいる友達の唇が紫色になっているのを見たことがあるでしょう。舌も同じように、紅色から紫色まで、さまざまな色をしています。血液の流れが良い舌は紅色をしています。血液の流れが悪く、からだの調子が優れない時は、紫色になっていきます。

「舌診」で、**舌の色が紫色になっている時は、血流が悪い状態と考えます。**血液が流れない場所は冷えてしまい、機能が低下してしまいます。血液が上手く流れるようにからだを温める必要があります。

②舌の表面を確認する

舌の付け根から先の方へ広がる白い苔《こけ》が観察できることがあります。この苔は、胃の調子と関連があります。胃の調子が悪くなると舌の表面に苔が現われます。**舌に苔ができたら、胃の粘膜に炎症などが起きている**と思ってよいでしょう。

漢方医学では「気」の働きに問題があると考えます。「気」を調節するためにもからだを温める必要があるのです。

③舌の辺縁を確認する

リラックスした舌の辺縁、すなわち周りの形を観察します。

普通の舌は、ゆるやかな曲線を描きます。しかし**胃腸の調子が悪いと、舌の辺縁に歯の痕《あと》が付いていることがあります**。この歯の痕は、胃の粘膜がむくんでいることと関連があります。舌の辺縁に歯の痕が観察できた時は、胃の粘膜に炎症が起きている可能性が高いのです。この場合も②と同様、「気」の働きに問題があると考えます。

からだを温めて「気」を整える

では、「体」と「気」を整えるためには何をすればよいのでしょうか?

最も簡単な方法は、朝のラジオ体操です。運動前に行なう準備体操もからだを温めてくれます。

一日をケガなく過ごすためには、朝、十分に筋肉と関節を動かしておくことが大切になります。からだを動かすことで、熱が生産されるからです。

そしてその熱を作る最大の生産工場は筋肉です。朝、筋肉を動かしておくと、まるで、からだ中の関節に潤滑油をさしたようにからだをスムーズに動かすことができるようになります。

では、精神を整えるためには何をすればよいのでしょうか? 最も簡単な方法は、喜怒哀楽の変化を楽しむことです。

喜び、怒り、哀しみ、楽しみといった感情を毎日、自分自身で感じたり、テレビや本で疑似体験をしたりしてください。たとえ誰とも会わず、誰とも会話をしない一日を過ごしても、頭の中にはいろいろな感情や思考が錯綜《さくそう》し、ひとりでいろいろと思いを巡らすことになると思います。

人の精神は複雑です。この複雑な精神をきれいに整理整頓することは難しく、なかなかスムーズにはいきません。ですから、**精神を整えるための一番簡単な方法は、自分が感じた喜怒哀楽を素直に受け入れることです**。喜怒哀楽、どの感情でも構いません。どれかひとつを、一日に一度、受け入れましょう。自分の感情を受け入れることで、精神を整えることができるようになりますよ。

第3章　からだを温める食べもの

「からだを温める」メニュー

この章では、食事を通して体を温める方法についてお話ししていきましょう。

わたしたちの食生活は非常に多様なものです。同じ食材でも料理法はさまざまですし、「塩味が好き」「だしの味が好き」「濃い味が好き」「薄味が好き」など、味の好みも人や地域によってさまざまです。

また、家で料理をすることを好む人もいれば、毎日の食事のほとんどを外食に頼っている人もいるでしょう。個々人の生活スタイルや嗜好《しこう》によって、何を食べるかは違ってきますが、もし皆さんがせっかく自分で料理をするのであれば、レシピにはこだわっていきたいものです。

と言うのも、自炊であればいろいろと工夫することができますが、外食の場合はそうはいかないからです。実際、その時のご飯は、お店の中にある、決められたメニューから選ぶことになりますよね。そこでこの章では、外食時も含め、あなたのからだを温めるメニューの選択法と、食べる順番について説明しましょう。

意識して温かい料理を選ぶ

「からだを温める」メニューの基本は「温かい料理」です。温かい料理を食べると当然ながら胃腸が温まります。反対に、冷たい料理を食べると胃腸が冷えます。おかゆ、温かい麺類、できたての煮物や焼き物――など、温かい料理はからだを温かくします。しかし、冷めたご飯、冷やし中華や冷やしそうめん、焼いておいた魚など、冷たくなってしまった料理は、からだを冷やしてしまいます。

「からだを温める」には、どんな食材でも、どんな料理方法でも、温かい料理かどうか？　ということが大変重要になります。

では、一日3食のうち、どの食事が大切になるのでしょうか。文部科学省が行なった調査結果によると、朝食を摂る小学生は、朝食を摂らない小学生よりも、学力と体力が優れていました。

つまり、**朝食に必ず温かいものを取り入れることが元気で健康に過ごす鍵になります**。

一日のうち、体温が最も下がる朝に温かい朝食を摂ることで、免疫力を上げて、風邪すら引かないからだを作ることができます。

温かい朝食を準備した時、ぜひ、心掛けてほしいのは、最初に温かいスープから口にすることです。温かいスープはお腹の中からからだを温めてくれますよ。

広い視野を持って「温かい料理」を意識する

メインディッシュに選んだ料理が温かいものだったとしても、付け合わせはサラダなどの冷たい料理、ということがあると思います。また、温かいご飯に漬物や納豆など、冷たいものを組み合わせていることもよくあるでしょう。

このように、「すべてが温かい料理」を食べるというのは、意外に難しいものです。夏の暑い日にはよく冷やしたそうめんを食べたくなりますし、お寿司のように、年中冷たいまま提供されている料理もあります。

そのような時には、**広い視野を持って、食事全体を捉えるようにします**。「からだを温める」メニューを考える時は、1食単位の達成度で捉えるのではなく、一週間、あるいは一カ月のメニューを見渡すように考えるとよいでしょう。その中で、温かい料理ができるだけ多くなるように工夫してみてください。

一日3食が原則ですが、中には忙しくて一日2食、あるいは一日1食という方もいると思います。そのような場合でも、1食1食を大切にしながら、一カ月、一年と、温かい料理が多くなるように心掛け、コツコツ積み重ねていくことが大切なのです。

大切にしたい食べる順番

「からだを温める」メニューに注目し、温かい料理を積極的に選ぶようになったら、次に気をつけるポイントがあります。

それは、**食べる順番です**。

世界遺産にもなった和食は、バランスが取れていて低カロリーのものが多く、油を使う量も少なく、魚中心の献立となります。健康管理を心掛けている人にとっては、理想的な食事スタイルだと思います。

長い伝統に裏打ちされた茶懐石を例に考えてみましょう。

食材に対する正しい知識、および歴史が育んできた和食の理念は、本当に素晴らしいのひとことです。懐石のコースは「飯・汁・向付《むこうづけ》、煮物、焼物、預け鉢、吸物、八寸、湯と香の物、菓子」という順番で運ばれます。

最初に出される料理は、温かい料理「飯・汁・向付」です。温かいご飯、温かい汁の次に、野菜の和え物やおひたしといった冷たい向付が選ばれることもあります。

次に温かい「煮物」、温かい「焼物」と続きます。「預け鉢」は、常温の炊き合わせや冷たい酢の物といった料理が選ばれます。そして温かい「吸物」が来て、冷たい「八寸」、温かい「湯」、冷たい「香の物」と続きます。そして、最後に「菓子」となります。

いかがでしょうか？　温かい料理と冷たい料理のバランスがわかっていただけたのではないでしょうか。先に、温かい料理を胃腸に入れること――それこそが上体温を実現するためのポイントなのです。

「まず野菜から」の思わぬ盲点

よく、「野菜から食べ始めると、やせやすい」という理論で、冷たいサラダから食事を始める人がいます。

たしかに、食事から吸収されるエネルギーの面に注目すると、理論的には正しいかもしれません。

からだの仕組みとして、胃腸へエネルギーが入ってくると、からだはそれをできる限り効率良く吸収しようとがんばります。この結果、食べた分だけのエネルギーがからだに吸収されてしまい、食べた分だけ有効に活用されることになります。

しかし、野菜など、エネルギー（カロリー）の少ない食事が先に胃腸の中にあると、渋滞した高速道路のような状態になるため、あとから来た肉や油などのエネルギーの多い食事は効率良く吸収されず、不十分な状態で流れていきます。このため、からだに吸収されるエネルギーは少なくなる可能性があります。

注意しなくてはいけないのが、野菜に油の多いドレッシングをかけたり、油を多く使った調理法で料理したりしてしまうと、この効果は期待できないということです。

「からだを温める」ことを目的とした場合、胃腸を冷やさないように注意して、**最初に口にする料理に温かい料理を選ぶことです。**

胃腸は、温度によって働きが変わります。胃腸の働きは温度が下がると低下し、温度が上がると活発になります。

からだを温める栄養素を効率良く吸収するためには、胃腸を冷やさないようにすることが大切なのです。

ところで、「体温を上げる」というと、体温計で常に熱を測って体温を把握していなくてはいけない、というイメージがあるかもしれませんが、計測は必要ありません。なぜなら、温かいお茶を飲めば体温は0・1℃くらいはすぐに上がりますし、反対に冷たいアイスクリームを食べれば0・1℃はすぐ下がるからです。

数字に一喜一憂して振り回されることなく、長い目で見て温かいからだを保つことが必要です。

「からだを温める」食べ方とは?

「からだを温める」ことを目的にした食べ方では、よく噛むことが大切になります。からだを温めるために、そのエネルギーとなる食材を選び、調理方法を工夫して、食べる順番を決める。ここまできたら、あとは「食べ方」です。

どんなに素晴らしい食材を選んだとしても、実際にからだの中へ取り込む時に食べ方が悪いと、食材の良さを生かし切れません。調理方法に工夫を凝らし、美味しい料理に仕上がったとしても、食べ方が悪ければ、味気ない食事になってしまいます。組み合わせを考え、食べる順序を工夫していても、胃腸に入れるまえの食べ方がおろそかでは、思うような効果が得られません。

では、どんな食べ方がよいのでしょうか?

ゆっくりと食べること、気の合う仲間と楽しく食べること、決められた時間に食べることなど、食べ方にはいろいろありますが、「からだを温める」ために大切なことは、**どんな時も「よく噛むこと」です。**

水だってよく噛みましょう！

わたしの亡くなった祖母が、「水を飲む時も、噛むと良い」と教えてくれました。まだ小さかったわたしには、まったく理解できない話でしたが、よく考えてみると、いくつか納得することがあります。

まず、ひとつめは、**温度調節の役割**です。冷たい水をゴクゴクと胃腸に流し込む飲み方では、あっという間に胃腸が冷え切ってしまいます。水を噛みながら飲み込めば、口の中で温度が上がり、胃腸を冷やすことが少なくなります。

ふたつめは、**消化液を分泌する役割**です。食事の時に飲む水は、口の中や食道にある食べ物を洗い流す役割をします。しかし、胃の中に入ってきた水は、消化酵素を薄めてしまいます。少しでも消化力を低下させないためには、唾液や胃液をたくさん分泌させる必要があります。噛むことで消化液の分泌を促しているわけです。

３つめは、**噛むことによる運動効果**です。噛むという行為は、実は非常に多くの筋肉を動かします。筋肉の運動をすることで、からだが少しずつ温まるわけです。その上、噛む運動によって脳に刺激が加わって、認知症の予防にもつながると考えられています。本当にいいこと尽くめですね！

では、さっそく皆さんもやってみましょう。

まず、コップの水をほんのひと口含みます。この時、頬が膨らむほどの量を含まないように注意してください。水の量は、舌の上で転がすことができる程度です。この水を前歯で細かく切るように噛みます。

次に、奥歯ですりつぶすように噛みます。この動作を数回行なうと、自然と水が喉へ流れていきます。喉へ到達した水を意識してゆっくりと飲み込みます。喉を通った水が食道を通り、胃へ落ちていくのを感じるはずです。

よく噛んで栄養素をしっかり取り出す

油にもさまざまな種類があります。からだに良いとされている油には、オリーブオイル、ゴマ油、ベニバナ油、エゴマ油、キャノーラ油、亜麻仁《あまに》油、コーン油、大豆油などがあります。

とりわけ、日本人の生活の中でゴマは身近な存在です。ご飯にゴマを振りかけたり、おひたしや煮物に加えたり、豆腐や麺類に入れたりします。しかし、ゴマは、殻が付いたままでは、その栄養素を吸収することができません。そのため、固いゴマの殻をしっかりと砕く必要があります。そのためには、ゴマ一粒一粒をしっかりと噛み、中に入っている栄養素をちゃんと取り出すことが大切です。

同様の考え方で、ご飯粒も小さな魚もよく噛んで食べましょう。

旬の野菜を積極的に活用する

「どんな野菜でも、一年中あると思っている人が多くなったの」と、わたしのクリニックの近所にある八百屋のおかみさんが嘆いていました。

最近は、季節にかかわらず野菜の有無を尋ねるお客さんが増えてきているのだそうです。夏野菜の代表選手であるトマトやきゅうりも、一年を通して手に入る野菜になりました。農業技術が進歩して、野菜の旬の時期は、たしかにだんだんとわかりづらくなってきています。

「からだを温める」ことを第一に考えると、野菜の旬の時期は、実は大切なポイントになってきます。実は漢方医学でも、春夏秋冬、それぞれの季節の野菜には役割があるとされています。

春キャベツ、菜の花、たけのこ、ふき、セロリ、グリーンピース、アスパラガスといった春の野菜は、春に起こりやすい体調の変化に合った役割をこなします。

トマト、きゅうり、なす、ゴーヤ、みょうが、枝豆、オクラ、ピーマン、とうもろこしなどのおなじみの夏野菜は、暑い夏を乗り切るために必要な成分を含んでいると考えられています。

ごぼう、れんこん、山芋、さつまいも、ブロッコリー、にんじん、きのこ類など秋の野菜は、寒い冬の準備のために栄養価の高いものが多く、白菜、大根、ネギ、ほうれん草、小松菜、かぶなどの冬の野菜は、寒い中で生活するための体調管理になくてはならない成分を含んでいます。

漢方医学の観点で見ると、夏野菜には「からだを冷やす作用」があると考えられていますので、**寒い冬に夏野菜をたくさん摂ってしまうと体調を崩す原因になります。**

このように、それぞれの季節の野菜の特性を知ることで、季節ごとの健康管理ができるようになります。

元気に健康な毎日を過ごすために、そして「からだを温める」ためにも、野菜の旬を知り、毎日の献立作りに活かしていきましょう。

春野菜の知られざる力

雪解けの頃、土の中からひょっこりと顔を出す新芽。タラノメ、フキ、コゴミなど、春になると、美味しい山菜がいっぱいです。

わたしは、毎年春になると山菜採りに出かけることにしています。街の八百屋さんでは手に入れることができない、つくしやアサツキなどを袋一杯採ってきます。

春の山菜類以外にも、新キャベツ、新タマネギ、春ごぼうなど、最近では一年中食卓にのぼる野菜たちも春の野菜です。

春は、切り替えの時期。寒い冬から暖かい春へと、スイッチが入れ替わります。日本では新学期が始まり、新入生、新入社員などが新しい環境で活躍する時です。

ただ、春は、肉体的にも精神的にも負担が多い時期です。このため、五月病になったりと、体調を崩しやすい季節でもあるので、いつもより体調に気を配って過ごす必要があります。

新しい息吹が芽生える時に収穫される春の野菜には、たくさんのエネルギーが含まれています。この生命のエネルギーをありがたくいただき、冬の間に不足していた栄養を補いましょう。

春の山菜やごぼうには、強い灰汁《あく》と固い繊維質が豊富に含まれています。

この灰汁が、冬の間にため込んでしまったからだの隅々の毒素をはらい、繊維質が腸にたまったゴミをきれいに掃除してくれます。山菜が持つ灰汁や苦味も、からだにとっては必要なのです。

菜の花やブロッコリーなどの新芽を積極的に摂ることも大切です。新キャベツや新タマネギなど、春の野菜は少し火を入れるだけで柔らかくなります。春の野菜は消化しやすく、疲れた胃腸にもやさしいわけです。

ソラニンに気を付けながら夏野菜を摂る

夏は、日差しが強く暑い時期です。直射日光に当たり、バテているからだは、熱射病にならないように水分を欲しがっています。

夏野菜には、きゅうり、なす、ピーマン、トマトなどがあります。最近では、どれも一年中手に入る野菜です。

ウリ科の植物であるきゅうりは、とうがん、スイカ、ゴーヤなどの仲間です。昔、たわしに使われたヘチマも仲間です。ウリ科の野菜は、豊富に水分を含んでいるのが特徴です。また、カリウムも含むため、塩分と水分をからだの外に出す作用が期待できます。お年寄りの方など心臓が悪く、足がむくむ人には、必要な野菜のひとつです。

ナス科の植物であるなすは、ピーマン、トマトなどの仲間です。ナス科の植物は、ビタミンやミネラルなどの栄養が豊富に含まれていますが、注意しなくてはいけないことがあります。それは、ソラニンという物質です。

学校の調理実習で、じゃがいもの芽には毒があるので取り除くように指導されたことはありませんか。実は、じゃがいももナス科の植物です。ナス科の植物の多くは、ソラニンを含んでいます。このソラニンは、神経に作用する毒です。ソラニンによる中毒症状は、食後数時間後に現われる口渇、興奮、幻覚、けいれん、頻脈、発熱などの症状と、食後半日程度で現われる、嘔吐、下痢、腹痛、頭痛、徐脈、溶血作用、中枢抑制、呼吸困難などがあります。

ソラニンを摂らないようにするためには、太陽光に当たって緑色になったじゃがいもの芽、未熟なじゃがいもの皮の緑色の部分、未熟なトマトなどを避けることです。きちんと皮や芽の部分を取り除いて調理しましょう。

夏の季節、水分不足になるのを予防するため、ウリ科の植物を積極的に取ることが大切です。そして、ナス科の植物で不足がちになるビタミンやミネラルを効率良く補いましょう。

秋野菜は色とりどりの根菜類がおすすめ

紅葉の季節、行楽に出かける機会が増える秋です。

食欲の秋、スポーツの秋、読書の秋、芸術の秋……などと言われるように、秋は、肉体的にも精神的にも活動的になる時期です。

食生活の面では、夏の疲れを補うために栄養価の高い食事を心掛ける必要があります。秋は来るべき冬に備える季節でもありますので、動物たちは冬眠に向けて、いろいろな食べ物をたくさん摂ることで厳しい冬を乗り切ろうと走り回ります。

美味で知られる秋野菜は、色も濃く、栄養価に富んでいます。にんじん、じゃがいも、さつまいも、れんこんなどの根菜類は甘みがあり、豊富な栄養素を含んでいるので、からだにとって大切なものを補ってくれます。消化が良く、繊維質も豊富なので、食べすぎた胃腸の掃除もしてくれますし、何より、色とりどりの根菜類は目にも楽しく、食欲をそそることでしょう。

おなじみのきのこ類も秋野菜の仲間です。椎茸、しめじ、えのきだけ、松茸、舞茸などたくさんの種類があります。どのきのこ類も繊維質が豊富で、カロリーが低いのが特徴です。また、きのこ類には、からだにやさしいいろいろな作用があります。

乾燥させたキクラゲ、干し椎茸は、ビタミンDを豊富に含み、腸のカルシウムの吸収を助けます。

椎茸、マッシュルームに含まれるレンチナンには、抗がん剤（5‐FU）と一緒に使うことで腫瘍の増殖を抑える作用があります。

抗生物質の原材料となっているカビもきのこ類の仲間です。きのこ類には、がんの発生を抑えるβ‐グルカンが含まれているものもあります。

体重が気になる方は、秋野菜で栄養を摂りながら、きのこ類でカロリーをコントロールするのも良いと思います。

冬は繊維質が豊富な野菜を！

冬は、虫や動物たちが冬眠に入る時期です。草花も静かに息を潜めているように、寒い冬の時期は活動をひと休みします。

わたしたちも家の中にこもることが多くなりますよね。どうしても運動不足になり、知らないうちに体重が増えていきます。からだの動きが緩慢になるように、腸の動きもゆっくりになるため、便通が滞ることが多くなります。そのため、胃腸の動きが悪くなる冬は、繊維質が豊富な冬野菜が必要になります。

冬野菜には、大根、白菜、ネギなどがあります。

大根も白菜も、加工しやすく、さまざまな料理に使われる万能野菜です。煮物でも、炒め物でも美味しくいただけますし、漬物にしたり、料理の薬味にしたりと活用されます。野菜不足になる冬は、保存しやすい冬野菜をいろいろな献立に役立てることで、繊維質をしっかりと摂取することができますよ。

料理法もほんのひと工夫を！

さて、季節ごとの野菜の持つ力を説明したあとは、季節の野菜を中心に献立を組み立てることで、「からだを温める」食事を作りましょう。

しかし、冬のある日、食事の準備をしようと冷蔵庫の中をのぞいてみたら、夏野菜しかなかった場合は、どうすればいいのでしょうか。

冬に夏野菜を使って食事を作る時は、料理法を工夫しましょう。生のままの夏野菜が持っている「からだを冷やす作用」を加熱調理し、温かい料理に仕上げます。そして、温かい料理を冷めないうちにいただくことで「からだを冷やす作用」を打ち消すことができます。

季節の野菜には、それぞれの季節に合った役割がありますから、毎日の食生活に上手く取り入れることで、一年を通して健康で元気なからだ作りをすることができるようになります。

トウガラシはからだを温める？

ここから、「からだを温めるかどうか」という観点で、個別の食材について見ていきましょう。最初はトウガラシについてです。

強い刺激を持ったトウガラシは、エスニック料理をはじめとするさまざまな料理に使われ、辛いものが好きな人にとっては、なくてはならないスパイスのひとつですよね。横浜の中華街を訪れたことのある人はご存じだと思いますが、店のいたるところにトウガラシが飾ってあります。中国では、トウガラシは「魔除け」「厄除け」とされているのだそうです。

トウガラシが日本へ伝来したのは16世紀頃で、当時は「南蛮」とか「高麗胡椒」などと呼ばれていました。

「からだを温める食べ物と言えば?」と質問すると、多くの人が「トウガラシ」と答えます。たしかに食べると口の中に火がついたように熱くなりますが、本当にトウガラシは体温を上げてくれるのでしょうか?

辛みを生み出すカプサイシンの作用

トウガラシの辛みは、「カプサイシン」という成分によるものです。

このカプサイシンには、発汗《はっかん》作用、抗酸化作用、抗菌作用などの薬理作用があることがわかっています。脂肪を燃焼させる作用もあり、一時、ダイエット効果があるともてはやされましたね。これは、カプサイシンに「エネルギー代謝亢進作用」があるため、からだに蓄えられていた糖分や脂肪を燃焼させるためです。

もうひとつ、カプサイシンには塩分への嗜好性を低下させる作用もあります。日本人は、海に面した土地に生活する民族なので、どうしても塩分を摂りすぎる傾向にあります。塩分を摂りすぎると、高血圧症や胃がんの原因となりますが、カプサイシンが日本人の塩分摂取量を減らしてくれる治療法のひとつになる可能性があるわけです。

ちなみに、カプサイシンを直接肌に塗ってみると、常温でも温かく感じます。ケガをした時に処方される「温湿布」は、まさにカプサイシンの性質を利用したもので、その体感温度は40℃以上。ちょうどぬるめのお風呂と同じくらいになります。

トウガラシはからだを冷やす⁉

では、このカプサイシンによって、「からだを温める」ことは、できるのでしょうか？　実は、答えは「ＮＯ！」です。

たしかにトウガラシを食べた時、口の中が火事のような状態になり、胃の中が熱く感じると思います。しかし、しばらくするとからだ全体が熱くなり、汗が吹き出てきますよね。トウガラシに含まれるカプサイシンの作用で、からだが「温まった」と感じたことで、汗が大量に出るわけですが、大量の汗は放射冷却作用があります。トウガラシによるからだを温める作用よりも、発汗による放射冷却作用のほうが上回るため、からだは冷えてしまうわけです。**せっかくからだを温めようとトウガラシを食べても、結果的にはからだを冷やしてしまうことになります**。

それだけではありません。トウガラシは、腸管粘膜を刺激するため、腸の運動を活発にします。腸の動きが活発になることで、食べたものは未消化のまま、どんどんと肛門へ向けて押し出されていきます。つまり、下痢になるわけです。

この時、注目すべきは、トウガラシを食べたあと、トイレに行くとお尻がヒリヒリすることです。トウガラシは、体内の腸はヒリヒリさせなかったのに、お尻から出た直後には周辺の皮膚をヒリヒリさせます。

つまり、カプサイシンの作用は、皮膚、口や胃の粘膜、小腸から大腸など、からだの場所によって、働き方が異なるということです。からだのどこを温める目的でトウガラシを使うか、よく考える必要がありそうですね。

暑くても寒くてもトウガラシのわけ

「トウガラシはからだを冷やす」ことから、なぜ暑い地域の料理にトウガラシが多用されているのかが、わかる気がします。冷房や扇風機がない暑い地域では、食材を活用してからだを冷やす方法を自然と考え出したのでしょう。

では、寒い地域の料理にもトウガラシが使われているのは、どうしてでしょう。「トウガラシはからだを冷やす」のならば、寒い地域の料理にトウガラシを使うのは間違っているとと感じます。一体、どんな理由で、寒い地域の料理にトウガラシが使われているのでしょうか。

わたしが考える、この謎を解くためのポイントは、非常に単純なことです。前項で、「トウガラシがからだを冷やす」ことは、その発汗作用によるものだと説明しました。汗は、肌にある汗腺から分泌されます。肌にある汗腺の数は、生まれた環境によって違ってきます。2歳までに生活した環境が暑い地域の場合は、汗腺の数が多く、寒い地域の場合は、汗腺の数が少ないのです。このため、暑い地域で生まれ育った人は、汗腺の数が多いため、トウガラシによる「からだを温める」作用よりも「発汗作用」のほうが強くなり、「トウガラシはからだを冷やす」ことになります。

寒い地域で生まれ育った人は、汗腺の数が少ないため、トウガラシによる「からだを温める」作用が「発汗作用」よりも強くなり、「トウガラシがからだを冷やす」ことがなくなります。つまり、トウガラシの作用は、生まれ育った環境で、人によって違ってくる可能性があるわけです。同じ人間なのに面白いですよね。

からだを温める2大野菜・ネギとニンニク

漢方医学で、からだを温める食材と言えば、ネギとニンニクです。

風邪を引いた時、ネギをたくさん食べたり、のどに巻いたりすると回復が早くなると言われてきました。実際、ネギは昔から、健康を保持するために活用されてきた野菜のひとつです。ニンニクに滋養強壮作用があることは誰でも知っています。スタミナドリンクにもニンニクエキスが入っていますね。

では、ネギとニンニクで「からだを温める」ことはできるのでしょうか？ 答えは「YES！」です。ネギにもニンニクにも、からだを温める作用があります。

それはなぜか？ ネギにもニンニクにも、鼻にツーンとくるにおいがあります。「ネギくさい」「ニンニクくさい」と、表現される独特のにおいですが、このにおい成分が「アリシン」です。

アリシンは、ビタミンB1と一緒になると、新陳代謝を促進し、疲労を回復させる効果があります。ビタミンB1を豊富に含んでいる食材、例えば豚肉や豆類はニンニクやネギを一緒に食べることでビタミンＢ１がからだに吸収されやすくなり、効率的な疲労回復が望めます。ビタミンＢ１は、不足すると脚気《かっけ》や神経炎などの病気になる危険性がありますので、しっかり摂ることが大切です。

アリシンは、無色透明で肌からも吸収されます。高温に弱い性質があり、強い火で調理すると、持っている効能が失われてしまいます。ですから、イタリア料理で、オリーブオイルと刻んだニンニクを加熱調理する時は、必ず低い温度で行ないます。

また、新陳代謝促進や疲労回復作用だけでなく、抗菌作用や食欲増進作用もあります。昔から、日本人の食卓に毎日必要とされてきたネギとニンニクは、からだの代謝を活性化することで体温を上げ、健康管理に役立っていたわけです。

ネギとニンニクを使ったおすすめ料理

ここまでで、「辛いもの＝からだを温めてくれる」ではなく、それぞれの食材に違った役割があることが、わかっていただけたことでしょう。トウガラシは、口の中や胃を温めてくれますが、からだは冷やしてしまいます。

コショウやわさびは香りが刺激となり、辛さこそ感じますが、からだを温めてはくれません。

しかし、ネギやニンニクは、代謝を上げることで、からだを温める作用があります。ショウガにもからだを温める作用があり、特に、加熱したり乾燥させたりしたショウガは、からだを温める主役の素材となりますので、次項でくわしく解説しましょう。

食材の性質を知ると、日常生活で活用することができます。ネギ、ニンニク、ショウガを毎日の料理に取り入れることで「からだを温める」献立を作ることができるわけです。例えば、ネギとニンニクの作用を最大限に活かすためには次のような食材を取り入れてみてください。

①ビタミンB1を多く含む食材、豚肉（ヒレ肉、もも肉、ロース、生ハム、焼き豚など）、海藻類（青のり、昆布、焼き海苔など）、魚卵（たらこ、すじこ、いくら、明太子など）、豆類（大豆、きな粉、あずきなど）、魚類（うなぎ、かつおぶし、鯛など）と一緒に料理すること。

②熱に弱いため、加熱しすぎないこと。例えば、薬味としてネギとニンニクをあとから追加する、料理の最後に火を止めてから加える、など。

このふたつのポイントさえわかっていれば、ネギとニンニクの効能を最大限に引き出す料理を作ることができるようになります。

ショウガは最強のあったか食材

ショウガは、洋の東西を問わず「からだを温める」食材として使われ、近年では冷え性の方に向けて雑誌などでもよく紹介されていますよね。

高知、熊本、宮崎、千葉などで盛んに生産されていますが、最近では中国からの輸入品も多く出回っています。

秋に収穫されたものは「新ショウガ」と呼ばれています。一方、貯蔵されたものは「古ショウガ」や「ひねショウガ」と呼ばれ、辛みや風味が強くなるのが特徴です。

ショウガは昔から、風邪の時に飲む生姜湯として使われたり、魚料理に添えたりと、

●この本をどこでお知りになりましたか?(複数回答可)

1. 書店で実物を見て　　2. 知人にすすめられて
3. テレビで観た(番組名：　　　　　　　　　　　)
4. ラジオで聴いた(番組名：　　　　　　　　　　)
5. 新聞・雑誌の書評や記事(紙・誌名：　　　　　)
6. インターネットで(具体的に：　　　　　　　　)
7. 新聞広告(　　　　新聞)　8. その他(　　　　　)

●購入された動機は何ですか?(複数回答可)

1. タイトルにひかれた　　2. テーマに興味をもった
3. 装丁・デザインにひかれた　　4. 広告や書評にひかれた
5. その他(　　　　　　　　　　　　　　　　　)

●この本で特に良かったページはありますか?

[　　　　　　　　　　　　　　　　　　　　　　]

●最近気になる人や話題はありますか?

[　　　　　　　　　　　　　　　　　　　　　　]

●この本についてのご意見・ご感想をお書きください。

[　　　　　　　　　　　　　　　　　　　　　　]

以上となります。ご協力ありがとうございました。

郵便はがき

お手数ですが
切手を
お貼りください

1 5 0 - 8 4 8 2

東京都渋谷区恵比寿4-4-9
えびす大黑ビル
ワニブックス 書籍編集部

お買い求めいただいた本のタイトル

本書をお買い上げいただきまして、誠にありがとうございます。
本アンケートにお答えいただけたら幸いです。
ご返信いただいた方の中から、
抽選で毎月5名様に図書カード(1000円分)をプレゼントします。

ご住所 〒

TEL (　　-　　-　　)

(ふりがな)
お名前

ご職業

年齢　　歳

性別　男・女

いただいたご感想を、新聞広告などに匿名で
使用してもよろしいですか? (はい・いいえ)

※ご記入いただいた「個人情報」は、許可なく他の目的で使用することはありません。
※いただいたご感想は、一部内容を改変させていただく可能性があります。

発汗作用、殺菌作用が認められています。

ショウガの辛み成分は「ジンゲロール」と「ショウガオール」です。どちらの成分も、発汗作用、殺菌作用に優れています。しかし、ジンゲロールとショウガオールには、大きな違いがあります。

ジンゲロールは、生のままのショウガに多く含まれる成分です。このジンゲロールが、脂肪を燃焼させ、熱を作り出すことが基礎実験でわかっています。ショウガを加熱したり乾燥させたりすると、ジンゲロールがショウガオールへ変化します。

ショウガオールは、ショウガの辛み成分です。ジンゲロールよりも辛く、古ショウガやひねショウガが辛いのは、ショウガオールを多く含んでいるからです。

ショウガオールは、温めることによって働くため、からだを温める場合はおろしたショウガをお湯に溶かしたりすると効果的です。

このショウガオールは、ジンゲロールよりも温める作用が強く、「からだを温める」ための食材の主役と考えていいでしょう。風邪、冷え性の強い味方です。

ショウガを使ったおすすめ料理

爽やかな口当たりのジンジャーエール、ジンジャーティーにはショウガが使われています。ほのかな甘さと辛さが、爽快感とともに喉を潤してくれます。

夏によく食べられるそうめんにショウガを添えたり、傷みやすい青魚やイカなどの刺身にショウガを添えたりしますよね。和食では肉や魚の煮物に、中華料理では炒め物や蒸し物に、ひんぱんにショウガが使われます。

ショウガを使った料理を作る時のポイントは、加熱をするかどうか、にあります。

ショウガを生のままで使ったり、加熱した料理が冷えたりしてしまうと、「からだを温める」作用は弱くなります。

ショウガを使って「からだを温める」ように工夫する場合は、**温かくして食べたり飲んだりすることが大切です**。例えば、寒い冬、冷めないようにジンジャーティーをポットに入れて持ち運ぶ、ショウガを使った料理は、必ず温めた状態でいただく、などの工夫が大切です。

わたしが冷え性の方へおすすめしているのは、ジンジャーティーです。作り方はとても簡単。まず八百屋さんでショウガを買ってきてください。その際、ショウガは、色つやのよいものを選んでください。

次に準備するのは、ショウガを入れる瓶です。ジャムや蜂蜜が入っていた小さなもので大丈夫です。中をきれいに洗い、乾燥させておいてください。

続いて、ショウガの表面を洗ったあと、ショウガを薄切りにします。この時、指を切らないように注意しましょう。準備しておいた瓶へショウガの薄切りを入れます。ここへ蜂蜜を入れます。ショウガが隠れるぐらいの蜂蜜を入れてください。ショウガが空気に触れなくなるようにするのがポイントです。これでショウガ蜂蜜が完成しました。冷蔵庫へ保存しておけば、数週間、美味しいジンジャーティーを作ることができます。

朝、学校や仕事へ出かけるまえに、ポットへショウガ蜂蜜を数枚入れます。そこへ沸騰したお湯を注ぎ入れます。

ショウガの良い香りと蜂蜜の甘さが部屋の中に広がりますよ。ジンジャーティーの完成です。お好みでレモンを数滴、絞り入れてもよいでしょう。

ただし、できるだけ薄味に作っておくといいと思います。ちょっと、喉が渇いた時に飲みますから、あまり濃いと逆に喉が乾いてしまいます。

冬の寒い時期だけでなく、冷房病になりがちな夏でも、あなたの好きなポットに入れて、学校や職場で楽しんでいただければ幸いです。

最強の温めドリンク「甘酒」

3章の最後では、体を一瞬で温めてくれる、とっておきの飲み物をご紹介しておきましょう。それは、**昔から「飲む点滴」として重用されてきた「甘酒」です。**

「温まりたい時に、アツアツの甘酒を1杯飲む」というスタイルはもちろん、アレンジ次第で朝食にも軽食にもなる、心までほっこりするドリンクです。

近年、甘酒は「発酵食」「スーパーフード」としてもさらに注目が集まっており、コンビニや自販機でも手軽に購入できるほどの人気商品となりました。わたし自身も、関連書籍を監修するほど、甘酒を以前から愛飲しています。

甘酒には、ビタミンB群、アミノ酸、ブドウ糖、オリゴ糖などが主な栄養素として入っています。点滴にもブドウ糖が入っていますから、たしかに「点滴を飲んでいる」と言えるくらい、栄養が豊富です。

また、**甘酒は「からだに吸収されやすい」という性質も備えています**。「飲む点滴」と称されるようになったのも、からだに早く吸収されることが理由のひとつです。

そんな身近な〝優等生食〟甘酒ですが、実は2種類あることをご存じでしたでしょうか。原料が「酒粕《さけかす》」か、「米麹《こめこうじ》」かによって異なります。

◆酒粕でできた甘酒……日本酒を作る際に絞った残りかす「酒粕」が原料。価格が安いが、アルコールが含まれているものがほとんど。アルコールに弱い方や、お子さんに飲ませたい場合などは注意が必要。

◆米麹でできた甘酒……お米に「麹」という菌を混ぜて作った「米麹」が原料。米麹を作るのに、どうしても手間がかかるため高価になりがち。アルコールはまったく含まれていない。

米麹の甘酒のカロリーは、100㎖当たりおよそ81㎉とされています。一方、酒粕の甘酒のカロリーは、米麹の甘酒とほぼ同じですが、それに砂糖が加わるため、砂糖の量だけカロリーが上乗せされます。とは言え、一般的なエナジードリンク（200kcal）よりもカロリーはうんと控えめでヘルシーで、栄養豊富と言えます。

何より、**「アツアツを飲めば、どんなに寒い時期でも一気に体が温まる」**という即効性は素晴らしいもの。風邪対策にもなるので、ぜひ毎日飲んでください。

慣れてきたら、ストレートで飲むだけではなく、ほかの食材もぜひミックスさせてみましょう。例えば薬味や乳製品などを加えてみてください。違った味や風味を楽しめることはもちろん、また異なる健康効果を期待できることになります。

さて、わたしがおすすめする甘酒レシピを紹介していきましょう。

①**「ショウガ甘酒」**（甘酒＋ショウガ小さじ1）

ショウガの「温め効果」がプラスされ、より強力に体が温まります。

ショウガにはジンゲロンとジンゲロールなどの辛み成分が含まれています。皮付きのすりおろしたショウガを加えることで、手や足の末端にある血管が開き、血流を促されるため、からだが温まります。さらに、甘酒のペプチドとの相乗効果で、血圧が上がりにくくなる効果も期待できます。

②**「甘酒ヨーグルト」**（甘酒＋ヨーグルト大さじ1）

ヨーグルトを加えると、整腸効果がぐんと増します。ヨーグルトは、乳酸菌が牛乳を発酵させて作る動物性の発酵食品です。植物性の発酵食品である甘酒と組み合わせることで、より一層強力な整腸作用が期待できることになります。2種類以上の発酵食品を組み合わせると腸内の善玉菌が増えるという研究結果があります。

朝、時間がない時など、コップ1杯の「甘酒ヨーグルト」を飲めば、それだけでも立派な朝食になります。

このように、さまざまな食材を味わい、楽しみながら、からだを温めていきましょう。

からだを温める日本伝統の発酵食品

発酵食品と言えば、ヨーグルトを思い浮かべる人が多いと思います。しかし、甘酒が伝統的な発酵食品であるように、日本には古くからいろいろな発酵食品があります。納豆、漬物、味噌、酢、醤油、酒など植物性発酵食品と塩辛、しめ鯖《さば》、なれ鮨《ずし》、くさやなど動物性発酵食品です。

発酵によって人間の腸管で消化吸収することができない食材をうま味と栄養に変換したものが、発酵食品です。

発酵食品は、健康にプラスに働く力があります。それは、発酵食品が腸内細菌を活発にしてくれるからです。腸内細菌が元気になると腸管免疫が活性化し、免疫力が上がります。免疫力が上がるとからだの代謝が亢進し、体温が上昇します。

腸の中には、100兆個、1キログラムの腸内細菌が住んでいます。腸内細菌は、人間が消化できない食物繊維を分解し酪酸、フマル酸など腸管粘膜のエネルギーにしてくれます。腸管粘膜にとって酪酸や短鎖脂肪酸は、大切なエネルギーとなり腸粘膜の細胞の新陳代謝が亢進し、大腸がんの発生が抑制されます。

また、腸管免疫を活性化し、からだ全体の免疫力も活性化してくれます。からだの免疫力が上がると体温も上がってくれるのです。

便から自分に合った発酵食品を選ぶ

植物性乳酸菌によって作られるのが、納豆や漬物です。納豆や漬物といった植物性発酵食品には、食物繊維が豊富に含まれています。厚生労働省は、一日に約20グラムの食物繊維を摂取するようにすすめています。食物繊維は低カロリーで糖尿病、高脂血症や高血圧症を改善してくれるからです。

体温を上げるには、筋肉を動かす必要がありますが、食物繊維を摂取することで腸管の筋肉運動が亢進し、熱を大量に発生してくれます。

植物性発酵食品の種類は豊富で、どれを選べば良いか迷うと思います。売り場に並ぶ多種多様な納豆から自分に合った一品を見つけるためには、食べてみないとわからないものです。そこで、効果を確認する方法をお教えしましょう。それは、便の状態を観察すれば、一目瞭然です。日本人の平均排便量は120から185グラムです。便の半分以上が腸内細菌とその死菌です。つまり、腸内細菌の状態が良ければ、便量も増え、便の状態も良くなるわけです。

自分に合った植物性発酵食品を見つけるためには、一週間続けて同じものを食べて、便の量と状態を観察するといいでしょう。

動物性発酵食品でからだを温める

乳製品を発酵させたヨーグルトは、最も手軽な動物性発酵食品です。ヨーグルトの世界基準は、ブルガリア菌などの乳酸球菌とサーモフィラス菌などの乳酸桿菌で乳酸発酵しているものです。

R‐1ヨーグルトが、風邪を引く危険性を3分の1に減らす効果があることやR‐1ヨーグルトに含まれる多糖体が免疫力を高めインフルエンザ予防になることなど、風邪のシーズンには知っておきたい活用法です。実際、ヨーグルトに含まれる乳酸菌が生きたままで腸まで届く確率は非常に低く、乳酸菌の死菌成分が腸内環境に大きく影響していると考えられています。つまり、ヨーグルトを温めて摂取しても効果は失われることはありませんので、安心してヨーグルトを加熱料理に取り入れましょう。

第4章　からだを温める暮らし方

「衣食住」のバランスを考える

わたしたちの生活の基本は「衣食住」です。これは日本文化が誕生した縄文時代からの変わらぬ真理です。

中でも重要なのは「食」です。前述の第3章では、特に「食」という切り口から、上体温の解説をしました。

古くから、この「食」が変わると、「住」である居住地も海や山から平地へと変わり、住み方、暮らし方も変わってきました。また、家族単位で暮らしていた生活から、集団で暮らす生活になることで「衣」の内容も変化してきます。

朝鮮半島から渡ってきたと考えられている大陸のさまざまな文化や文明が、島という海に囲まれた環境で長い時間をかけて育《はぐく》まれ、熟成され、日本独特の文化として根づいていきます。「衣食住」ももちろん、世界に類を見ない、独特の伝統文化として発展していくわけです。

大陸にしか生息しない動植物を日本で飼育・栽培し、日本の環境の中で育てていく工夫もされてきました。

資源が少ない日本では、自分たちの生活に合わせて試行錯誤を重ねながら、独創的な「衣食住」を作り上げてきたのだと思います。

長い年月をかけて良いものを積極的に取り入れ、自身の「衣食住」に合わせてきた日本人による、日本人のための、日本の生活スタイルを、現代のわたしたちがどうやって活用していくかが求められています。

生活の中のアンバランスに気づいたら

「食事」「衣服」「住居」、どれひとつおろそかにできません。

皆さんは、ひとりひとりの個性や生活スタイルに合った服を着て過ごします。

小食の人も、大食漢の人も、甘党の人も、激辛が好きな人も、それぞれ、日々食べることで命をつないでいます。

雨風をしのげればよいと考えている人、もっと大きな家で暮らしたいと思っている人、理想の家をいつか手に入れたいとがんばっている人——住まいに対するスタンスはさまざまでも、人は基本的に「安住の地」を求めて過ごします。

この「衣食住」が毎日安定していることが、人の生活には必要です。安定した生活が、元気で健康な生活を支えてくれるからです。

わたしは「からだを温める」ことは「衣食住」を安定的に過ごすための潤滑油のひとつだと思います。

「衣食住」の3つの質がすべて完璧という人は少ないかもしれません。そんな時も**「からだを温める」ことが、「衣食住」3つのバランスを取るヒントになります。**

あなたにとって、生活の上で一番大切なポイントが、「衣」であったなら、「食」と「住」は少しおろそかになってしまうと思いますが、せめて「食」と「住」については「からだを温める」ことを中心に組み立てていくといいでしょう。

「からだを温める」食事と「からだを温める」住居を心掛けることで、バランスの良い生活を送ることができるのです。

ひとりひとり異なる「衣食住」のスタイル

皆さんの生活スタイルは、ひとりひとり違います。一軒家に住んでいる人、マンションに住んでいる人、日本家屋に住んでいる人、北欧風の家に住んでいる人など、住む場所ひとつ取っても違います。

また、仕事の種類によって、一日の行動パターンも違うでしょう。仕事場が自宅の人もいれば、会社でのデスクワークが中心の人、営業で外を走り回る人など、人それぞれ、一日の行動パターンは異なります。

季節によっても生活スタイルは変わってきます。

春は新学期が始まり、新入社員が入ってきて、新しい生活が始まる季節。夏は太陽の光が眩しく、一年で一番汗をかく季節です。秋はスポーツをするのにも良く、美味しい食材がたくさんある季節です。冬は木枯らしが吹き、年末年始、何かと慌ただしい時期となり、寒さがこたえる季節です。それぞれの季節に合わせて、生活スタイルは必然的に変わります。

男性と女性でも大きく異なる「衣食住」

環境に左右される生活スタイルは、女性と男性でも大きく異なります。男性に比べ、女性は、季節や気候の変化を敏感に感じ取ります。さらに、女性の一生は、からだの変化との取り組み方で大きく変わってきます。

よく、**女性の一生は「7の倍数」で変わる**と言われます。

この考え方は、2000年以上前の『黄帝内経《こうていだいけい》』という書物に記載されていたもので、7歳で永久歯に生え変わり、14歳で初潮を迎え、21歳から28歳は女性として輝き、49歳になると閉経が近づいて、63歳で元気や気力がなくなってくると言われています。当時の平均寿命は40から50歳だったと考えられますから、63歳は、現代の80歳ぐらいでしょう。

女性は、女性ホルモンによって、生まれてから老いていくまで自身のからだの変化を実感します。毎月起こる排卵と月経で、体調も左右されます。

非常に敏感でナイーブなからだを持つ女性の生活に、「からだを温める」ことは、大変重要な役割を果たします。「からだを温める」ことは、単なる生活の潤滑油ではなく、生きていくための大切なパートナーとして活躍すると思います。

ぜひ、毎日の生活の中に「からだを温める」方法を取り入れて、いつまでも元気で健康な生活を送ってください。

「上体温」を目指して衣服を上手く活用する

朝、起きてから、夜、寝るまで、皆さんは一日中同じ服を着て過ごしていますか？

わたしは、平均して、一日4種類の衣服を着ています。

朝、シャワーを浴びて、まず部屋着に着替えます。一日の準備をしながら、しばらくの間は部屋着で過ごすのですが、その理由は、夏はシャワー後の汗が引くのを待つためで、冬はからだを冷やさないためです。

出勤の時間まえに、背広に着替えます。女性の方でしたら、季節に合わせたファッションを楽しむ時間でしょう。

仕事場に着いたらまず仕事着に着替えます。わたしの場合は医師ですので、白衣とか手術着とかいったものになります。作業効率の良い服装は仕事のストレスを減らしてくれます。

夕方には再び私服に着替え、友人と楽しい時間を過ごしたり、書店に寄ったりと、自由な時間を楽しみます。そして、家に着くと、また部屋着に着替えます。一日の仕事の疲れを取り、自分の時間をゆっくりと味わいながら夜を迎えます。

就寝する時は、寝間着に着替えます。リラックスして睡眠を取るためです。

からだと精神がリラックスすることで、からだ中の筋肉の緊張がほぐれ、血流が良くなり、からだも心も温かくなります。この「リラックスすること」をコントロールしているのが、交感神経と副交感神経です。

交感神経と副交感神経の働き

からだは、いろいろな方法で体温を調節しています。その中のひとつに、**「交感神経」**

と「副交感神経」のバランスがあります。

交感神経と副交感神経の働きについては、理解するのが難しいと感じている人も多いと思います。わたしも医学部で学んだ時、どうして神経が心臓を動かしたり、痛みを感じたり、精神的ストレスと関わったりするのだろうか、と理解するのに時間がかかりました。

しかしある時、わたしはこの原因に気づきました。それは、交感神経と副交感神経の関係について、大きな誤解が広まっているからだったのです。

日常生活で、「神経」という言葉を使うと、気分の変化や喜怒哀楽などの感情などを意味します。

「友達の神経にさわるようなことを言ってしまった」

このような表現は、友達の気分を変えてしまうような、言動や行動を取ってしまったことを表わしています。

「神経」は、脳にある知識と理論といった思考よりは、心にある気持ちや感情の動きに関係した時に使われます。「神経」は目に見えない、形のないものを意味しています。

医学用語で、「神経」という言葉を使うと、脳から脊髄《せきずい》神経、末梢《まっしょう》神経などを意味します。知能の発達や認知症などに関係する脳、手足の動きや痛みなどを感じる末梢神経など、からだの命令伝達系統を指します。

熱いものから手をサッと引っ込める動作や、訓練によって形作られる反射運動など、さまざまな働きをします。「神経」は、解剖すれば取り出して、見ることができる臓器のひとつなのです。

医学的に、交感神経と副交感神経の働きと「からだを温める」こととの関係を簡単に解説しましょう。

交感神経は、運動をする時など、からだを活動的に動かす時に働きます。交感神経からアドレナリンが分泌され、からだのいろいろな部分がアドレナリンに反応します。脳細胞は活性化され、心臓は脈拍数を増し、血圧を上げ、呼吸回数は増えていきます。筋肉には血液が大量に流れていき、体中が熱くなっていきます。交感神経が興奮することで、体中の細胞が目覚め、活性化します。

一方、副交感神経は、食事や睡眠の時など、からだを休める時に働きます。副交感神経からは、ノルアドレナリンやアセチルコリンが分泌され、胃や腸は活発に動き、心臓は脈拍数を減らし、血圧を下げ、呼吸回数は減ります。筋肉よりも胃腸へ血液は流れ、からだはリラックスしていきます。

体中の筋肉と血管は弛緩《しかん》し、手足末端まで血液がゆっくり流れることで、冷えた指先を温かい血液が温めてくれます。

つまり、**「からだを温める」ためには、交感神経も副交感神経も必要なわけです**。どちらか一方だけを大切にすることはバランスが悪く、結果的にはからだを冷やしてしまうことになります。

アクセルの役割を果たす交感神経も、ブレーキの働きをする副交感神経も、どちらも大切なからだの仕組みのひとつです。

最も大切なのは、皆さんの生活スタイルに合わせて、交感神経と副交感神経のバランスを取っていくことです。

バランスを取りやすくするために、「からだを温める」ことを活用しましょう。

からだを冷やさない着方　～靴下が足を冷やす？

昼間、靴下を履いているサラリーマンやパートタイマーの方が、夕方、家に帰って自分の足を見ると、靴下の跡が付いていることに気づいたりします。営業やレジ打ちなどで足を棒にしてがんばって働いた証拠が、くっきりと足に残っているわけですが、あなたの足がむくんでいたために、靴下のゴムの跡がついたのでしょう。

しかし、足がむくんでいなくても靴下の跡がついていることがあります。こんな時は注意してください。あなたは知らないうちに、**足先を冷やす靴下を選んでいたのかもしれません。**

どんなに小さな刺激にも、からだは反応します。

例えば、靴の中に入った小さな石ひとつが、歩く時に気になりませんか？　首筋についているシャツのタグが煩わしくありませんか？　腰回りに寄り集まった肌着が気になりませんか？　あなたのからだは、ほんの少しの出来事も見落とさず、ちゃんと信号を脳へ送ってくれます。

この小さな信号のひとつひとつが神経を通して脳へ運ばれ、判断されています。24時間、365日、起きている時も寝ている時も、信号は脳へ運ばれ、判断を仰いでいるわけです。

この信号は、からだに対して危険かどうか、確認するためのものです。靴の中の小石は、そのままで大丈夫なのか？　取り除かないと危険ではないのか？　と注意を促している信号です。この働きは、交感神経の役目です。

何気なく選んだ靴下が、たまたま、その日、自分の足にゴムの跡を残す程度の圧力で一日中、あなたの足を締め付けていたと考えてください。電車の中、デスクワーク中、昼食時間、同僚との会話の間、デート中も、ずっと、靴下のゴムはあなたの脳へ信号を送り続けていました。

あなた自身は、**知らないうちに「交感神経にスイッチを入れたままにしていた」**ことになります。

交感神経が働いた状態により、手足末端への血液の流れは制限され、温度は下がった状態になります。つまり、靴下のゴムで足先が冷たくなっていたわけです。

女性で、足が冷えるため、寝る時に靴下を履いているという方がいます。こんな方も要注意です。

靴下のゴムが足首を締め付けている場合、交感神経の働きで足先に流れる温かい血液が制限されてしまい、せっかく足先を温めるために履いている靴下が逆効果になる危険性があります。

足先が冷えると悩んでいる方は、ぜひ、靴下を選ぶ時、ゴムの締まり具合を確認してみてください。あなたの足先の冷えの原因は靴下にあったのかもしれません。

重ね着でからだの温度調整を!

梅雨の時期になると、通勤電車の中には冷房が入るようになります。冷房が使われるのは、梅雨時の湿気対策と、暑さ対策のためです。

この時期、まだ朝夕は肌寒いことが多いので、家を出る時は薄着ですよね。しかし、電車の中やオフィスでは、冷房が入っているため肌寒く、冷房対策が必要になります。

湿気の多い時期には煩わしいですが、上着を持ち歩く必要が出てきます。このように、周囲の環境に合わせて洋服を替え、体調管理をすることが重要になってきます。

登山をされる方は、気候の変化に上手く対応するために、服装を工夫する方法をよくご存じだと思います。からだの温度管理は、服の重ね着をすることで、服と服の間に「空気の層」を作ることがポイントになります。

温度を保つためには、空気の層が何層にもなるように工夫するといいでしょう。逆に、服を着て涼しく行動するためには、外気温が高い場合、空気の層で外からの熱をブロックするように心掛けるといいでしょう。

都会で仕事をするサラリーマンやOLでも、登山の時に行なわれている服の着方を活用することで、からだを冷やさない生活を送ることができるようになります。

冷房による冷えはほかにもあります。職場では、机の位置によって足下が冷える場合があります。「頭寒足熱《ずかんそくねつ》」のごとく、足下を冷やすのは健康にはよくありません。下半身を冷やすと、お腹の調子が悪くなり、トイレも近くなります。レッグウォーマーや膝掛けなどを使用して温めましょう。

盲点？ 首回りも気をつける

風邪が流行する季節は、首回りを冷やさないように心掛けることが大切です。首回りに冷たい空気が当たると、ゾクゾクと寒気がして体調を崩しやすくなります。のど風邪を引いてしまう方もいるでしょう。

秋から冬にかけての風邪の季節ばかりでなく暑い時期でも、冷房が首回りにあたると体調を崩す原因になります。そんな時は、ストールやマフラーなどを活用するといいと思います。

日常的にスーツを着る男性は、一年中、マフラーの代わりにネクタイを巻いていて、自然と防御していますから大丈夫でしょう。

さて、昔から伝わる「ツボ」のひとつに、風邪予防の「ツボ」があります。その「ツボ」は、風穴《ふうけつ》と呼ばれ、背骨と左右の肩甲骨の間にあります。

風穴は、からだの中に風邪が入る場所と考えられているため、風穴を温めておくことで風邪を予防することができます。

風邪気味の時に、ドライヤーで風穴を温めると気持ちが良く、実際、体調が改善してきます。**風邪の予防には風穴を意識して温めましょう。**

この風穴の周囲には、肩こりに効果がある「ツボ」がたくさんあります。首の周りを温めることで、肩こりも解消されるかもしれません。

このように、盲点だったかもしれませんが、首回りを意識することも、「上体温」を実現するためにとても大切なのです。

あなたの住まいを活用する　～いつでも「頭寒足熱」

いざ、からだを温める住まいを実現しようとすると、いろいろな知恵や工夫が必要になってきます。

居室が和風か洋風かで、対応策もさまざまです。北向きの部屋、南向きの部屋、太陽光の関係で、部屋の中の環境は大きく変わります。しかし、いずれの場合も、「頭寒足熱」を基本に生活環境を整えるといいでしょう。

一年を通して、「からだを温める」ためには、部屋の温度を高く保つよりも、足下を冷やさない工夫をするといいでしょう。夏と冬を例に説明します。

夏、暑い季節は、どうしても冷房を使うことが多くなります。冷房から出てきた冷たい空気は、足下へ広がります。つまり、**冷房による環境は「頭熱足寒」状態になり、理想とする「頭寒足熱」の逆の状態になってしまいます**。そこで、冷房と扇風機を上手く組み合わせてください。足下にある冷たい空気を天井にある暖かい空気と混ぜることで、足下を冷やさないように工夫するとよいでしょう。

冬、寒い季節は、部屋全体が冷えています。暖房を使うと足下が冷えて、暖かい空気が頭の上に固まってしまい、これまた「頭熱足寒」状態になってしまいます。

そこで、椅子や机の下に一枚余分にカーペットなどを使って、床の上に断熱材となるものを広げるように工夫すると良いでしょう。靴下や部屋履きなどを使っても、シンシンと冷える部屋の床の上に、重ね着をするようにカーペットを追加することで、足下が冷えるのを防ぐことができますよ。

知られざる湿気と脱水症状の関係

梅雨どきから夏にかけては、湿気が多く過ごしづらい日々が続きます。秋から冬は、湿気が遠のき過ごしやすくなります。人の生活に、湿気は大きな影響を及ぼします。

北海道と沖縄、太平洋側と日本海側など、地域によって湿気の質は変わりますが、湿気を上手く利用することでからだを温めてみましょう。

湿気が少ないと、乾燥した空気を吸い込むことになります。

乾燥した空気の中で生活していると、からだ全体から水分が少なくなり、乾燥した状態になります。乾燥したからだは、ひび割れた土のように、もろく崩れやすい状態になっています。ここへ温度が加わるとどうなるでしょうか。乾いた状態で加熱すると、簡単に脱水状態になります。

喉は渇き、肌はカサカサになり、血液は濃度が高くなり、重要な臓器への血液の供給は行なわれますが、手足末端へは血液を供給できなくなります。

この乾燥による脱水状態は、熱中症と同じもので、命にかかわることもあります。湿気が減少したら、用心する必要があります。

部屋の温度に気を配って湿気を利用する

反対に、湿気が多いと、同じ温度でも蒸し暑く感じます。湿気の多い空気を吸い込むと、からだ全体に水分の量は増えてきます。

水分を十分に保ったからだは、潤いのある肌や柔軟性のある状態になります。周りに湿気があるほうが、乾燥した状態と比較すると、からだは健康な状態に保たれると言えるでしょう。

湿気が保たれた部屋の環境を管理する時に大切なのは、部屋の温度です。湿気が多い状態で、部屋の中を冷やすとどうなるでしょうか。水滴が窓ガラスにつき、椅子も机も芯から冷えてしまいます。

つまり「からだを温める」ために、湿気を利用する場合は、部屋の温度にも気を配る必要があるわけです。

「電位療法」と「温熱治療」のすごい効果

冬場に簡易カイロを愛用している方は多いことでしょう。最近では安価な使い捨てカイロもあり、大変便利ですよね。

ご存じの方も多いと思いますが、「からだを温める」時は、**カイロをおへその周りに当てておくのが一番効率的です**。腹部大動脈の中を流れる血液はからだ中を循環しますから、その血液が温かければ、からだ全体を温めることができるのです。

「からだを温める」ために、一年中、電気毛布を使っている人もいるでしょう。電気毛布は、寝ている間からだを温めてくれますので、寒い冬の夜などは欠かせないアイテムのひとつ。しかし、長時間使用していると、脱水状態になったり、からだがだるくなるという人もいますので注意が必要です。

そこで、**わたしはからだを温めるために「電位療法」を取り入れています**。

電位療法は「高圧送電線下には結核患者がいない、農作物の収穫量も多い」というドイツの報告を基に、1928年、日本人が世界で初めて開発した〝高周波超高圧〟の電位負荷を利用した治療器がルーツと言われています。

わたしは、数ある電位療法の中でも、できるだけ刺激の少ないものを選んでいます。と言うのも、強い刺激は、効果を実感できる代わりに、マイナス面も強く出る危険性があるからです。そこで、寝ている間に弱い力でからだの調子を整える電位療法を毎晩、取り入れているのですが、その器械を布団代わりに使い始めてから、体調が良く、快適に眠れるようになり、からだの冷えもなくなりました。

電位療法には、電気毛布を使って感じるけだるさはまったくなく、一年を通じて、安心して安全に使うことができます。

ちなみにわたしは、電位治療と温熱治療の両方ができる『ローズテクニー』（京都西川）というものを使っています（P159にさらに詳しく書きます）。家庭用医療機器として認められているので安心です。

特に面発熱体による加熱はからだに優しいと感じています。ただし個人差がありますので、興味がある方は店頭や電話などで問い合わせしてみてくださいね。

起きて最初に飲むもので体調が左右される

「朝に目覚めて、水を1杯飲むとからだにいい」と言われていますので、それを実践している方も多くいることでしょう。

実際、人間のからだの60～70％は水分であり、寝ている間に失われた水分を補給するという意味もあるので、それは悪いことではありません。

けれども、**冷蔵庫で冷やした水や氷水を寝起きに飲むのは、わたしは感心しません。**

朝からいきなり胃腸を冷やしてしまうことになるからです。

先日、わたしが横浜市で講演を行なった際、質問コーナーで70代の女性の方が「朝起き抜けに、健康のためにいいと聞いて、冷たいお水を毎朝1杯飲んでいたのですが……」と話し始めました。その方は、「からだを温めましょう」と書かれていたわたしの本を読んでから、朝に冷たい水を飲むのをやめて温かいお湯を飲むようにしたら、なんと2週間で不眠症が治ったといいます。

「あんなに体調が悪かったのに、朝1杯の白湯《さゆ》だけで体調が良くなった」とご本人がわざわざ言うのですから、本当のことでしょう。

また、下痢気味で悩んでいた本書の担当編集（男性）も、朝の冷たい水をやめて温かいお茶にしたら、下痢がピタッと収まったと報告してくれました。

「上体温」は一部の人たちだけに効果があるわけではなく、誰にでも効くものです。白湯ではなくても、お茶やコーヒーなど、温かい飲み物であればいいわけで、朝起きたらまずは温かい飲み物を飲む――何事も簡単が一番、シンプル・イズ・ベストです。

なお、最近はウォーターサーバーをご自宅に設置されている人も多いと思います。寝起きに飲む冷えた水は特に夏場は喉を潤してくれますが、からだにプラスとは言えません。寝るまえにコップについでおく、あるいは（ウォーターサーバーから出る）お湯を少し混ぜるなどの工夫をしてみてください。

健康になるための呼吸法

人の命にとって、最も大切なものは「空気」です。生まれてから息絶えるまで、人は、空気がなければ生きていられません。空気がなければ、数分以内に死んでしまうわけですから、こんなに大切な空気の存在をおろそかにしてはいけませんね。

そして、さぼることなく絶え間なく行なわれている空気を取り込む動作、それが「呼吸」です。

空気は、さまざまな成分でできています。

空気中の成分の主な内訳は窒素が約78％、酸素が約21％、二酸化炭素が0・04％です。微量成分としては、アルゴン、ネオン、一酸化炭素、ヘリウム、クリプトン、キセノン、メタンなどがあります。

空気の成分のうち、人のからだに利用するものは、酸素と二酸化炭素です。血液の中にあるヘモグロビンは、酸素と二酸化炭素と結合するようになっています。空気中の酸素をからだの中へ取り入れ、からだの中の二酸化炭素をからだの外へ吐き出すような効率的なシステムができています。このため、空気中の酸素が薄い場所でも、人は酸素を上手く取り込むことができます。

酸素が「めまい」を起こす原因に？

生命維持のために大切な酸素ですが、時にはマイナスに働くことがあります。皆さんの中には、呼吸回数が増えすぎる「過換気《かかんき》」によって「めまい」を経験された方もいると思います。過換気となり、めまいから意識がなくなってしまう「過換気症候群」で倒れた方もいるかもしれません。

この原因は、酸素にあります。酸素の働きのひとつに、「血管収縮作用」があります。「血管収縮作用」とは、血管を通常の状態よりも細くして血液の流れを減らす作用のことです。必要以上にからだの中へ酸素を取り込むと、酸素の「血管収縮作用」によって、脳へ血液を運ぶ血管が収縮し、脳への血流を減らします。これにより脳の機能が低下して「めまい」が起きます。そして、指先が冷たくなり、しびれ始めます。さらに進行すると、めまいから意識障害となり、倒れてしまうわけです。からだにとって大切な酸素も、多すぎるとマイナスに働きます。「過ぎたるは及ばざるがごとし」ということですね。

この「過換気症候群」の治療法は、大変簡単です。それは、からだの中の二酸化炭素を増やしてあげることです。

二酸化炭素の働きは「血管拡張作用」です。収縮した血管を太くして、血液の流れを増やす作用です。過剰になった酸素により細くなってしまった血管を通常の状態へ戻すには、二酸化炭素の「血管拡張作用」を活用することです。

二酸化炭素を使った治療法は、実際の「過換気症候群」の治療にも使われており、患者の鼻と口に、身近にある紙袋やビニール袋などをあてます。この時、大切なことは「過換気症候群」の人が吐いた空気をすべて袋で受け止め、患者自身の吐いた空気をもう一度、吸い込んでもらうことです。袋の外にある空気を入れないようにくれぐれも注意しましょう。

空気中の二酸化炭素は0・04％ですが、吐いた空気の中の二酸化炭素の割合は、約4％です。からだの中から出てきた空気を何度も繰り返し吸い込むことで、より濃い二酸化炭素を呼吸してもらい、からだの中の二酸化炭素濃度を上げ、酸素によって収縮してしまった血管を二酸化炭素の血管拡張作用で戻します。

からだを温めるにはゆっくり呼吸を

ハムスターの呼吸回数は、1分間に約135回と言われています。犬や猫は約30回、人間は約20回、馬は、約15回、象は約5回と、生き物によってさまざまです。中には、呼吸回数と寿命に関係があるという説を唱える人もいるようです。

運動をした状態や緊張した時など、からだのバランスが交感神経中心の状態では呼吸回数が増えやすく、手足への血流が減少し、末端は冷えてしまいます。さらに呼吸回数を増やしていくと「過換気症候群」と同じ状態になります。酸素が増え、二酸化炭素が減るため、血管は収縮し手足末端への血液の流れは低下します。

「からだを温める」ことを考えると、過換気は、からだを冷やす傾向にあります。平常の状態よりも、ゆっくりとした呼吸、つまり、呼吸回数が少ないほうが「からだを温める」ことになります。

呼吸を意識して整え、体調をコントロールするには、ゆっくり、大きな呼吸を心掛けるとよいでしょう。

利き手と反対を使って筋肉を育てる

呼吸法は、大きく分けると、胸でいっぱい空気を吸い込む方法と、お腹を使って吸い込む方法があります。一般的に、女性は胸で呼吸をする「胸式呼吸」が多く、これに比べて男性は、お腹の筋肉を使って呼吸をする「腹式呼吸」が多いです。

腹式呼吸は、正確に言うとお腹の筋肉を使っているのではなく、横隔膜を主に使う呼吸法です。胸式呼吸と腹式呼吸、どちらも呼吸をすること自体には、変わりがありません。しかし、主に使っている筋肉が違うため、呼吸による疲労感や肺活量などに影響があります。

胸式呼吸は、肋骨を広げることで肺の中へ空気を取り込むため、肋骨《ろっこつ》を動かす肋間筋を主に使います。このため、意識して速く呼吸をした時、例えば、運動している時や緊張して深呼吸をする時などは胸式呼吸になります。腹式呼吸は、リラックスした時や寝ている時など、無意識に行なわれる呼吸です。

では、「からだを温める」には、どちらの呼吸法が良いのでしょうか？

胸式呼吸は、交感神経と副交感神経のバランスから考えると、交感神経が主に働く呼吸です。このため、エネルギーを燃やしながら行なわれますので、急激にからだを温めるには、役に立つ呼吸法です。寒い時、意識して呼吸すると胸式呼吸になっていますので、からだが温まるスピードが速いと思います。

腹式呼吸は、交感神経と副交感神経のバランスから考えると、副交感神経が主に働く呼吸です。精神的にも肉体的にも、リラックスした状態になりやすい呼吸ですので、手足末端を温めるためには、役立つ呼吸法です。リラックスした状態は、からだ中の筋肉を和らげてくれます。そうすると末梢の血管への血液の流れがよくなり、温かい血液が手足末端まで流れてくれますので、からだは温まります。

一般に「からだを温める」には筋肉を増やすことが有効と言われていますが、わたし自身、特別な運動は行なっていません。健康維持に必要な筋肉は日々の生活の中で鍛えています。例えば朝起きて、歯を磨き、顔を洗い、髪の毛をとかしますよね。その時に、**効率良く動いてしまう利き手ではなく、反対側の手を使いましょう**。利き手でないほうは不器用なため、動かす際にストレスがかかります。その負荷が自然と筋肉を鍛えるというわけです。

常に自分のからだの状態を見て、短時間でも不得意な動作をしてみましょう。日常生活の中でそれを続けていけば、何も特別なことをする必要はないのです。

お医者さんが「冷え」を理解してくれない理由

ここまで「からだを温める」方法をいろいろとお話ししてきましたが、ここからは、少し、漢方医学による治療法を紹介させていただきます。

日本で育てられた漢方医学は、日本の風土に合った四季折々の変化に対応する方法が、まとめられています。「からだを温める」時に、大切になってくる漢方医学理論に「寒《かん》熱《ねつ》」があります。この「寒熱」という考え方は、西洋医学にはありません。漢方医学特有の考え方です。このため、西洋医学による診断法も治療法もありません。このため多くの医師は、「寒熱」という考え方を理解することを難しく感じます。皆さんがからだの冷えを訴えても、なかなか担当医に理解してもらえないのは、このためです。西洋医学では冷えを病気とは考えないからです。

しかし、漢方医学には「寒熱」という理論に基づいた診断法、治療法があります。このため漢方医学を学んだ医師は、皆さんがからだの冷えを訴えると、その苦しさを理解し、なんとか治そうと考えるのです。

自覚症状を大切にする漢方医学

「寒熱」については、西洋医学にない理論のため診断基準が曖昧《あいまい》で、しっかりとした数値や検査結果を比較することができません。では、何を基準にして「寒熱」の異常と判断するのでしょうか。それは、あなた自身の自覚症状です。診察をした医師が、「あなたが寒いと言っても、わたしには暑いので理解できません」という場合、判断基準となるのは、あなた自身の感覚です。あなたが、「寒い」「冷たい」「冷える」などと感じていることが、診断基準となります。なんと曖昧な基準なのか、とあきれてしまう人も多いことでしょう。わたしも同じように思います。しかし、この曖昧でファジーな感覚を大切にする考えこそが、漢方医学なのです。

「寒熱」の「寒（かん）」には、からだ全体が冷えた状態の「寒」と、からだが部分的に冷えた状態の「寒」があります。漢方医学の診察では、どちらの状態についても、あなたが感じていることを丁寧に聞き取っていきます。西洋医学では、問診は簡単に済ませ、血液検査やレントゲンなど、検査に重点を置きますが、漢方医学では、あなたの訴えを事細かに聞くことで「寒熱」について調べていきます。

胃腸障害は中から温める

人のからだの中心に位置する胃腸は、漢方医学では「中」と表現します。胃腸障害を改善するためには、からだの中から温める必要があります。

西洋医学では、げっぷ、むねやけ、胃もたれ、消化不良などの胃の症状には胃薬で、下痢、腹痛、腹部の膨満感、ガスが多いなど、腸の症状には、整腸剤で治療を行ないます。しかし、漢方医学では、胃も腸もまとめて「中」と考え、治療を行ないます。

からだの「中」が冷えている時は「中」を温めるようにします。この時、よく使われる漢方薬は、大建中湯《だいけんちゅうとう》です。大建中湯の材料は、うなぎにかけるサンショウ、ショウガ、朝鮮人参、水飴などです。大建中湯とは、「大」＝おとなの、「建」＝立て直す、「中」＝お腹、「湯」＝くすり――つまり、おとなの胃腸障害を治す薬、という意味です。ちなみに、子どもの胃腸障害には「小建中湯《しょうけんちゅうとう》」が使われます。

からだの熱を循環させて冷えを克服!

「寒」の治療は、単に温めることが、目的ではありません。「寒」の治療は、「寒熱」のバランスを整えることが、主たる目的となります。手足末端が冷える、からだの部分的な冷えを訴えた場合は、手足末端を温めるだけでなく、からだの芯も一緒に温めることが必要と考えます。

よくある症状に、腰から下は冷えるのだけれど、上半身はのぼせて困るといったことがあります。女性ホルモンのバランスが崩れた時に起こる「のぼせ」の症状です。この時、下半身を温めるだけでは、症状を改善させることはできません。上半身にたまった熱を下半身へ循環させる方法で下半身を温め、上半身を冷やすことで、からだのつらさを取り去ります。

温める薬を使うのではなく、からだの中にある熱を利用することで、冷えを改善させる治療法は、西洋医学にはない発想です。この時、よく使われる漢方薬は「桃核承気湯《とうかくじょうきとう》」です。桃核承気湯には、桃の種の中身とシナモン、たくあんや梅干しの甘みをつける甘草《かんぞう》、2種類の下剤が含まれています。どうして桃の種とシナモンなどを組み合わせたのか、わたしにはわかりません。しかし、桃核承気湯は即効性がある漢方薬のひとつで、非常に切れ味が鋭く、素晴らしい効果を発揮します。

肩こりにはおなじみの「葛根湯《かっこんとう》」

頭痛や肩こりは、筋肉の緊張と冷えによる血流障害で起こります。一日中パソコンの前に座り、キーボードをたたいていると、知らないうちに首や肩の筋肉が固くなり、血液の流れが悪くなります。血液の流れが悪くなることで筋肉が冷え、だるさや痛みを感じるようになります。首や肩の運動をすることで血流障害を改善することができますが、凝り固まってしまった筋肉をほぐすには、運動だけではなかなか改善しない場合があります。こんな時は、漢方薬の出番。よく使われる漢方薬は、「葛根湯」です。

葛根湯は、風邪薬として有名な漢方薬です。この風邪薬を使って、頭痛と肩こりを治療します。葛根湯の中には「エフェドリン」という成分が含まれています。エフェドリンは、別名アドレナリンといい、血流障害を改善してくれます。エフェドリンは凝り固まった筋肉へ血液を流し、温め、頭痛や肩こりを治してくれます。葛根湯は、即効性がある漢方薬のひとつで、非常に切れ味が鋭く、風邪の時も、頭痛や肩こりの時にも、すばらしい効果を発揮します。

猛毒のトリカブトでぽかぽかに?

年齢を重ねると、下半身が冷えるようになります。腰から下が冷えて、だるい、疲れやすいなどの症状を訴える方が多くいます。こんな神経の障害による冷えは、トリカブトで治します。

トリカブトは、夏になると紫色のきれいな花を咲かせる植物ですが、残念なことに「トリカブト保険金殺人事件」で有名になった毒草でもあります。昔、アイヌ人が熊狩りの時、矢にトリカブトの汁を塗ったそうです。ところがこの猛毒のトリカブトを使って、神経からくる冷えを治療することができるのです。

高齢の方が訴える、腰から下の冷えは、加齢に伴う変化のため西洋医学では対症療法しかありません。漢方医学では、下肢の冷えに注目し、からだ全体の症状に合わせて漢方薬を選びます。特に、ピリピリとした痛みを伴った冷え、坐骨神経痛、椎間板ヘルニアによるしびれと冷えなど神経の障害を伴った冷えには、トリカブトが配合されている漢方薬を使って治療を行ないます。この時、よく使われるのが「八味地黄丸《はちみじおうがん》」です。八味地黄丸は面白い漢方薬です。というのも、薬の材料が加わると出世魚のように名前が変わるからです。最初は、6つの薬草からなる「六味丸《ろくみがん》」から始まります。六味丸にシナモンとトリカブトが加わると「八味地黄丸」になります。八味地黄丸に、ペンペン草と「牛膝《ごしつ》」という薬草が加わると「牛車腎気丸《ごしゃじんきがん》」になります。

八味地黄丸は、下半身の冷えの治療に使われますが、からだ全体のバランスも取ってくれます。特に男性には、下半身の冷え、前立腺肥大症による排尿障害、白内障、皮膚のかゆみなどにも効果を発揮します。

冷え性に効く「一番長い名前」の漢方薬

冷房の効いた部屋に入ると、お腹が痛くなり、手足が冷えて困るという女性はとても多いものです。「デスクワークをしていると、足先が冷えて体調が悪くなる」「冬になるとしもやけができる」などの症状を訴えてわたしのところに来院されます。

からだ全体の冷えに手足の冷えが加わった症状は、夏の冷房病と冬の冷えに共通したものです。この時、よく使われる漢方薬は「当帰四逆加呉茱萸生姜湯《とうきしぎゃくかごしゅゆしょうきょうとう》」です。「当帰」は、セリ科の根です。「四逆」の「四」は、両手、両足を表わしていますが、続く「逆」というのはこれらに血液が流れず逆流しているような状態を意味します。「呉茱萸」は、ミカン科の果実です。当帰四逆加呉茱萸生姜湯は、漢方薬の中で一番長い名前ですので、なかなか覚えられませんが、女性の冷え性の治療になくてはならない漢方薬のひとつです。ぜひ覚えてくださいね。

「冷え性」で困った時は漢方医に相談を

まず、「冷え性」の方は、この本でお話しした「からだを温める」ことをひとつひとつ、実践してみてください。

あなたの衣服の選び方、食材の選び方、住まいの環境など、今の生活スタイルをもう一度、見直してみてください。「冷え性」になっている原因が見つかるはずです。そして、あなたに合った方法で「からだを温める」ことを実践してみてください。そうすることで、意外と簡単に「冷え性」が治ると思います。

自分では、「冷え性」の原因に気づくことができなかった。自分の「冷え性」は、「からだを温める」ことでは解決できなかった。そんな時は、漢方医に相談してください。

きっとあなたに合った解決策を見つけてくれます。

「冷え性」は、実は西洋医学にはない考え方ですので、治療法も西洋医学にはありません。「どの病院の何科を受診すればよいか、わからなかった」「医師に相談しても、わかってもらえなかった」「生まれつきの性質だと、あきらめていた」「いろいろな薬を試したが、治らなかった」などなど――わたしは、これまで数多くの「冷え性」で悩んでいる方のお話を聞いてきました。をして、漢方医学の理論と多くの経験から、その人それぞれに合った治療法を考えてきました。

治療にいらっしゃる患者さんの中には、同じ症状の友人から紹介されたにもかかわらず、同じ漢方薬で治療せず、ちがった漢方薬で治療する場合もあります。それは、男性も女性も、症状が同じならば同じ薬で治療する西洋医学とは違い、漢方医学では、からだの状態や精神状態によって薬を選ぶからです。

ひとりの患者さんを治療していても、春と夏では薬が変わります。体調が良い時と体調が悪い時でも薬が変わります。その時その時に合った薬を選んで、あなたに合った治療を行なっていきますので、「冷え性」で困ったら、ぜひ漢方医に相談してください。

第5章　からだを温める眠り方

そもそも「睡眠」とは何か？

多くの人が本能的、経験的に「食事」や「運動」と並んで、「睡眠」が健康に生きるにあたって重要であることをわかっていることでしょう。

しかし、睡眠に関しては「環境を問わず、寝ればいいんだ」、「睡眠時間を増やせば健康でいられる」程度にしか思っていない人が多いようです。さまざまな情報があふれる食事とは違って、どういう睡眠がいいのか、どれくらい寝ればいいのか、正確な情報も少なければハウ・トゥーもわからない状態ではないでしょうか。

２０１６年の死因件数を見てみると、１位は悪性新生物（がん）、２位は心疾患、３位は肺炎、そして4位に脳血管疾患となっています（厚生労働省・平成28年人口動態統計より）。このうち、心疾患と脳血管疾患は生活習慣病による「動脈硬化」が原因と思われます。動脈硬化の上流には高血圧、高脂血症、糖尿病、肥満などがあり、その大もとには食事だけではなく、「睡眠」もあります。

これは、ちょっとした生活習慣の乱れが大きな病気につながっていくということでもあり、いわゆる「メタボリック・ドミノ」の上流に位置する睡眠の質を高めれば、下流にある病気に連鎖していかないということにもなります。

「果報は寝て待て」「寝た子を起こす」「寝る子は育つ」「寝る間も惜しんで」「寝ても覚めても」「寝食を忘れる」

睡眠に関することわざや慣用句がすぐに思いつきますよね。その言葉の数だけ、昔から寝ることの大切さは認識されてきたのだと思います。

では、そもそも「睡眠」とはなんでしょうか?

医学的に言うと、睡眠とは「繰り返し意識を失う状態」を言います。睡眠についてなんとなく思い浮かべるとピンと来ない方もいるかもしれませんが、電車の中や授業中の居眠り、昼寝などを例にとれば、感覚的にわかりやすいかもしれません。うとうととして一瞬意識を失っても、いつかは起きるものです。

『睡眠とメンタルヘルス』(白川修一郎編・ゆまに書房)によると、睡眠とは「行動の活動性が低下した状態」「外部刺激への反応が低下した状態」「エネルギー保存の状態」「交感神経活動が低下・副交感神経優位」「骨格筋などが弛緩した状態」「熱放散現象」

「脳内睡眠中枢で調節されている状態」「生理的に必要な現象」「簡単に覚醒する現象」「脳の休息で意識水準が低下した状態」と、10の定義がなされています。

総務省統計局の「平成28年社会生活基本調査『生活時間に関する結果』」によると、我々日本人は平均して一日の32％にあたる7時間40分を睡眠に使っています。つまり、一日の約3分の1はベッドの上で過ごしていることになります。もっと言うと、一生のうち約3分の1は寝ている計算です。

今、男性の平均寿命は約80歳。その3分の1ということは約26年間寝る計算になるわけですから、あらためて考えると大変な時間です。

〝万年寝太郎〟ではありませんが、約26年という時を費やすのですから、**もっと睡眠について真剣に考えなくてはならないでしょう。**

わたしは、睡眠というのは少なくてもいいものだと、かつては純粋に思っていました。しかし、日々の生活の中でこれほど時間を費やしていること、クリニックに来る患者さんに不眠で悩む人が増えていることから、睡眠についてもっと真面目に取り組んでいかなくてはならないと考えるようになりました。それで、いろいろ調べていくうちに、睡眠の話ばかりするようになったのです。

睡眠の第一の目的は心身ともに休息すること

睡眠の第一の目的は、からだとこころのスイッチを完全にオフにすること、すなわち望むも望まないも、とにかくオフにすることなのです。布団の周りを子どもたちが駆け回っても、それに気が付かないくらい、完全にオフにしなければいけません。それが頭を休めること、脳を休めることなのです。

脳というのは、食べたもののエネルギーの20%を使うと言われています。しかも、ブドウ糖しか使いません。

脳におけるエネルギー消費量を見てみると、単に横になったり座ったり、リラックスするだけでは消費量は減ることはありません。しかし徐波《じょは》睡眠（深い眠り）の状態になることによって、脳のブドウ糖消費はドーンと落ちます。

だからこそ良質な睡眠が必要なのです。

寝ることによって、筋肉や腸、心臓に対する命令も完全にオフになります。その状態では、命令を受け入れる側の肉体、つまり心臓も肺も腸も、命令下にないので一番リラックスした自然の形になります。

比較対象としてREM睡眠を例に出すと、REM睡眠の時は夢を見ているので脳は活動状態にあります。しかも、手を動かしたり寝返りを打ったりするのは、脳からの命令に従って筋肉が動いているということですから、休んでいることにはなりません。

つまり、暑くて寝苦しく、寝返りを打つ状態というのは、要は起きている状態と変わりないということです。

命にかかわる危険を記憶し忘却させる働き

睡眠の第2の目的は、「記憶と忘却」です。

昼間の印象深い情報や必要な情報を脳に記録させて、整理したり定着させたりすることはもちろんですが、余分な情報や記憶は削除していきます。

睡眠は、重要な情報や記憶を整理選択する機能を担っています。ですから、逆説的に言うと、試験に出るヤマだけを覚えるためには寝なければいけませんし、嫌なことを忘れるためにも寝なくてはいけないわけです。

トラウマ——精神的な傷を癒すためには、きちんと質のいい睡眠を取らなければいけません。それも、夢を見ていては事足りません。つまり、ＲＥＭ睡眠ではその役割は果たせないということです。

「昨日の夜もまた嫌な夢を見た」とか、「疑似体験をした」というのはＲＥＭ睡眠による作用です。嫌な夢を見るというのは、記憶を整理して、納得するような記憶にしていないということになります。

しかし、そうはいっても、嫌なことがあったその夜やその後2～3日というのは、寝るまえに嫌なことを思い出すなどして、良質な睡眠が難しくなります。

「明日も仕事があるので、なんとしても寝なくては」

「明日は朝が早いので早く寝ないと」

このように焦ることでさらなるストレス（第2のストレス）を自分で作ってしまい、

さらに眠れなくなる……人間というのは複雑な生物ですね。

しかし、第1のストレスに対して寛容な人は、いろいろなことが起きてもきちんと対処でき、夜中に人に起こされたとしても、いずれぐっすりと寝てしまいます。

それは、人によってストレスへの対応が違うということでしょう。

また、睡眠の重要性を考えると、すごく嫌なことやつらいことがあった日に「ヤケ酒だ」とばかりに、お酒を飲んで熟睡するというのも、それはその人なりの対処の仕方だと言えるでしょう。

では重要な記憶を定着させたり、印象深い情報を整理整頓して記録したりする意味を考えてみましょう。

例えば、自分にとって命の危険にかかわる出来事であり、これからも何度も起きるという重要なことであるならば、その怖いものをもう一度転換して、自分の命のために大切な情報に変えなければいけません。それを成すのもまた睡眠の役目です。「忘却」といっても、単純に怖いことを忘れるだけではないのです。

良質な睡眠で風邪予防を！

人間は、一日のうち4分の1〜3分の1もの間、眠っていると述べました。この睡眠が、いかに風邪と関係が深いかをさらにお話ししましょう。

まずは2003年に報告された名古屋工業大学保健管理センターの研究結果からご紹介しましょう。

学生4397名にアンケートを行ない、睡眠と風邪との関係を調べました。これによると、睡眠時間が短いほど、風邪を引きやすく、一年間に5回以上風邪を引く人は、睡眠時間が6時間以下の人、そしてさらに10時間以上の睡眠を取っている人に多いということがわかったのです（※参照「大学生の睡眠習慣と免疫的体力の関係について　―睡眠時間と感冒罹患回数についての質問紙法による疫学的研究―　矢島すみ江、中野功、麻生伸代、橘真美、粥川裕平　名古屋工業大学紀要　2003 第55巻　P.151〜157」）。

この結果は、多くのことを教えてくれます。

睡眠は、わたしたちのからだの状態を調節する役割をしています。**その睡眠時間は、少なくても、多すぎてもだめなのです**。

つまり、風邪を引かないようにするには、毎日の生活の中で、睡眠を7～8時間取ることを習慣づけることが大切だということです。

次にご紹介するのが、シャルドン・コーエン博士の研究です。

コーエン博士は、21歳から55歳までの健康な男女153人に集まってもらい、睡眠の状態とライノウイルスによる風邪の関係を調べました。ライノウイルスを入れた点鼻薬を使って、ライノウイルスによる風邪にかかるかどうかを14日間にわたり調査したのです（※参照　Sleep Habits and Susceptibility to the Common Cold　Sheldon Cohen, PhD; William J. Doyle, PhD; Cuneyt M. Alper, MD; Denise Janicki-Deverts, PhD; Ronald B. Turner, MD　Arch Intern Med. 2009;169〔1〕:62-67）。

その結果、良い睡眠を取っていないと風邪にかかる危険性がなんと3・9倍にもなることがわかりました。

重要な役割を果たす睡眠にもっと「投資」を！

だからこそ、「病気になりたくない」「今年の冬は絶対に風邪やインフルエンザにかかりたくない」という方こそ、睡眠に投資するべきだとわたしは考えています。

２０１３年、ＮＨＫの人気番組『あさイチ』で「女のカネ　お金がたまる　夫コントロール術」という特集内で紹介された「家計の黄金比率」というものがあります。

それによると、月に手取り30万円だとすると、住居費に25％（7万5０００円）、食費に15％（4万5０００円）、光熱費6％（1万8０００円）、通信費5％（1万5０００円）などとして、預貯金に18％（5万4０００円）振り分けるとお金がたまる――という内容でした。

これを見て、わたしは自分が寝ることにいくらくらいかけているのか気になりました。思い起こすと、わたし自身、結婚してから寝具を買った覚えがなかったので、20年以上寝具にお金を使っていないことになります。枕くらいは替えたかもしれませんし、子どもが生まれて布団は買いましたが、それにしても大した額ではありません。

しかし、睡眠は一日の3分の1を占める重要なもの。人生の3分の1も人間は寝ているというのに、その割にはお金をかけていないと言わざるを得ません。

この「家計の黄金比率」でも住居に一番お金を使っていますが、住居の「住」にお金をかけるのは、雨風をしのぎ、安全に寝られる場所を確保するためではないでしょうか。安全に食べられる場所は外にもありますが、雨風をしのいで、質のいい睡眠を取るためには、住居が必要となります。

そこで、わたしははき違えていることに気がつきました。**「衣食住」のうち、「住」、さらにそのうちの「睡眠」にお金をかけていないということに。**

衣服も、本来はからだを守るための、防御服としての役目がありました。食も、健康のため、命をつなぐために食べていたはずです。それが、ファッションと嗜好という、命にかかわらないものにシフトし、そこにわたしたちはお金をかけています。

総務省統計局が2015年2月に発表した「平成26年家計調査報告」によると、総世帯（平均世帯人員2・41人、世帯主の平均年齢58・3歳）の消費支出は、1世帯当たり1カ月平均25万1481円となっています。

月々約25万円出費するということは、1年間で約300万円の出費です。月給が30万円で出費が25万円なら、その家庭では子どものために何もできないと思われます。しかも、このデータでは住居に月々1万9069円（7・6％）しか使っていないことになっています。住宅ローンを払い終えた人がいるにせよ、この金額には納得できません。月に1万9000円の物件など、大学生向けの部屋でもありません。『あさイチ』で紹介された黄金比率のほうが、まだわたしたちの生活の実情に近いのではないでしょうか。

また、総務省の統計では食料に6万円以上（24・0％）使っていることになっていますが、これもおかしいですよね。食事にこんなに使う余裕、普通はありません。

では、寝具類はどうでしょうか？

統計結果では年間7704円で、月々たったの642円しか使っていないことになっています。住居費や食料費については疑問のある統計ですが、この数字は現実に近いと思われます。これではいけませんね。やはり健康に、さらに言えば「睡眠」に投資しなければ健康的な生活には程遠いでしょう。

「健康」といった時に、今までわたしたちは食事や運動のことしか考えていませんでした。食べるものは健康にかかわることであり、しかも毎日消費されていくものなのでお金をかけていますよね。あるいは、健康を保つためにお金を払ってスポーツジムに通ったりしています。

しかし、それは間違いだったのかもしれません。

健康のためには過度な努力も必要ないし、〝寝ればいいだけ〟の話です。ただし、寝る時にはポイントがあります。

健やかな生活、良い睡眠のために、やはり投資しなくてはならない――この発想は今までなかったのではないでしょうか。こうした考えをベースに、わたしは「睡眠は量ではない、質が重要だ」と主張してきたのです。

まずは良質な睡眠環境から整える

質の良い睡眠を取るための環境整備は、とても重要です。たとえ自分にとって寝心地が良い環境であったとしても、実は、質の良い睡眠のためには適していない環境である場合もあります。

わたしたちの睡眠に大きな影響を与えるのは「音」と「光」です。

まずは、「音」についてご説明しましょう。例えば、自宅の隣で工事が始まり、夜通し工事が続く場合は、当然睡眠が妨害されてしまいますよね。

時々、「睡眠学習」と称して、寝ながらイヤホンで英語などの学習教材を聴いている方がいますが、すぐにやめるべきです。睡眠の妨げになるばかりで、学習効果はまったく期待できません。

ただ、わたしたちは、音にはだんだんと慣れていくことがわかっていますので、あまりに神経質になって防音室レベルの遮音をする必要はありません。

次に、光についてご説明しましょう。質の良い睡眠を取るためには、部屋の外の光をしっかりと遮る必要があります。というのも、わたしたちの脳は、光によって睡眠のスイッチを切り、覚醒のスイッチを入れるからです。

もし、寝室のカーテンの遮光性が低く、夜になっても街灯の光などで部屋が明るくなってしまう場合は、すぐに遮光性の高いカーテンに交換するといいでしょう。

質のいい睡眠を実現するための入浴方法

ここまで病気と睡眠の関係を書いてきましたが、睡眠が健康にとってどれほど重要なものかおわかりいただけたでしょうか。

睡眠の重要さを少しお伝えできたところで、いよいよ質のいい睡眠を実現するためのふたつのポイントをお教えしましょう。

まずひとつめは、寝るまえに体温を上げること。軽く運動をして体温を上げるのもいいですし、お風呂に入るのもいいでしょう。

お風呂の温度に関してですが、いろいろ調べてみると、多くの本に「43℃で10分」と書いてあります。しかし、わたしは「42℃で5分」と提唱しています。どうして主張に差があるのか、先程より詳しく説明しましょう。

実は43℃以上になると、タンパク質が変性し始めます。ということは、人間のからだのタンパク質も43℃以上だと「しゃぶしゃぶ状態」になってしまうということ。やけどするのは44℃からですから、**お風呂に43℃で入るのは危険だと思います。**

43℃で10分を超えると何が起きるかというと、血液の中でいろんなことが起き始めます。まずは交感神経。「温かい」ではなくて「熱く」「痛く」なって、ピリピリし始めます。痛みが刺激になると危険ですから、人は反射的に手を引っ込めますが、まさにその温度になってしまいます。43℃というそれほど高温でなくても、10分を超えるとだんだん芯まで温まって、痛みになってしまうのです。そうすると、交感神経が興奮してケンカしているのと同じ状態になるので心拍数が増え、血圧が上がります。

また、血液は温度が高いと凝固しやすくなる特徴があります。43℃での入浴が10分を超えると血液も固まりやすくなるので、心筋梗塞、脳梗塞、脳出血が増えてしまいます。熱中症で多臓器不全になるのとまったく同じ症状です。

ですから、わたしはその手前の数値を出して奨励《しょうれい》しています。「43℃で10分」というような危険を伴うデータを皆さんが信じても大丈夫かなという不安が拭えません。

温泉に行って湯あたりをして倒れてしまうのは、繰り返しお風呂に入ってからだを温めた人のほうが多いものです。「江戸っ子は熱い風呂に入る」と言われますが、サッと入ってパッと短時間で上がります。10分も湯に浸かることなどありません。3分も入らないから、悪影響はないのでしょう。

眠るまえにお風呂に入ることはいいことですが、データによると、**お風呂に入ってからだが温まる時間は60分だけ**。思ったより短いので、もたもたしていると湯冷めしてしまいます。ですから、繰り返しお風呂に入れば、からだの芯まで温まっていいのですが、湯あたりする可能性もあるので注意が必要でしょう。

以上のことから、お風呂に入ったら寝るまでの時間は60分以内にしないといけないということがわかります。ちょっと慌ただしいですね。

運動も同じで、例えばランニング直後などは「ハー、ハー」と息が上がっていますが、呼吸が整っていくとともに体温も下がっていき、30分でクールダウンし、そこからは体温が下がってしまいます。また、就寝前の運動は交感神経を刺激してしまうので、60分以上あける必要があります。そのため、就寝前のランニングなど汗をかくほどの運動はおすすめしません。

入浴後、30分以内に就寝できない場合は、温かいお湯を飲むなど、からだの中から温めるという手もあります。厳密に「○℃」と決まっているわけではないので、体温よりも温かければいいでしょう。

寝具も見直してみませんか⁉

質のいい睡眠を実現するためのもうひとつのポイントはパジャマです。その**パジャマを選ぶ上で大切なポイントは、「からだを締めつけない」ことです**。時々、靴下を履いて寝る方がいらっしゃいますが、わずかな締め付けでも交感神経を刺激して、睡眠の質を悪くしてしまいますので、注意が必要です。

次に枕についてお伝えしましょう。枕は、頭とからだをつなぐ首を支える道具です。自分に合った枕を選ぶポイントは、『115歳が見えてくる〝ちょい足し〟健康法』にも書かせていただいたとおり、頭の後ろと背中のラインがまっすぐになること。最近では百貨店などで専門のスタッフがいて、中身もそばがらや羽毛、パイプなどから特殊な素材まで、さまざまにそろっているようなので、相談してお気に入りを選ぶのもいいかもしれませんね。

布団はあらかじめ温かくしておくことです。特に冬場など布団を温めるのに最適だと思うのは、京都西川の『ローズテクニー』という敷布団です。『ローズテクニー』は、電位治療と温熱治療という2種類の治療法を採用した家庭用医療機器です。

「電気毛布ではダメなのか?」という声も聞こえてきそうですね。たしかに電気毛布は寒い時にはありがたい存在です。しかし、**電気毛布は体温を上げてくれますが、下げてはくれません**。そのうち脱水症状が起こり、病気になってしまう可能性もあります。ですから、『ローズテクニー』による電位療法がいいとわたしは考えたのです。

まず「温熱療法」でからだを温めてくれる、そして「電位療法」で活性酸素を減少させてくれる。さらにイオンの力で森林浴と同じような効果が得られ、余分になった体熱は通気性のいいクッションから逃してくれる——快眠に導いてくれる素晴らしい商品だと言えるでしょう。こんないいものはなかなかありません。

「電位療法」とは、高い電圧をからだに掛ける治療法です。からだを電圧で包み込み、外界との電位差を発生させることで、目に見えない磁場による適度な電圧で全身を刺激します。わかりやすく言えば、電気を通して、からだのバランスを調節するのです。

電位療法は、電気の「電」の字を使っているので、どうしても電気毛布のようなイメージを持たれる方も多いのですが、温める温熱療法とはまったく違います。電位療法は、国が認めた医療機器であり、細胞を刺激して免疫を活性化して、老化の原因と言われる活性酸素の増加を抑制します。

『ローズテクニー』は電位療法と温熱療法を交互に施してくれます。中には、電気毛布のようなコイルではなくて、特殊カーボンでできたプレート（面発熱体）が入っています。コンセントをつないでおくと、待機電力にも満たないわずかな電気が流れ、そこに発生する電気のプラスとマイナスのエネルギーの差を利用するだけ。電位療法には電気代はほとんどかかりません。寝るまえにお風呂に入ってからだを温めるのが面倒くさい人にはおすすめです。

この組み合わせは、実は俳優の大村崑《こん》さんが実践している内容と一緒です。1931年生まれの大村崑さんは、人生の先輩でもあり、健康の達人でもあります。わたしは、いつも大村崑さんにいろいろと教えていただいています。

80歳を超えた今でも現役で活躍されている大村崑さんも、マットレスの『ローズラジカル』と『ローズテクニー』をお使いだと聞いて、わたしも自信を持って皆さんに紹介することができます（※参照　『崑ちゃん　ボクの昭和青春譜』文藝春秋）。

実際、わたしはこの『ローズテクニー』を使ってみたら、それまで3時間程度だった睡眠が突然6時間になり、ビックリしました。

しかも、からだへの影響が気になる電磁波も発生しません。電気毛布は電磁波が出ていますが、『ローズテクニー』のカーボンプレートはほとんど電磁波が発生せず、ただ単に電位療法をしているだけですので、その上で寝るということは森林浴をしながら寝るようなものです。

残念ながら、京都西川以外の電位療法の布団は、ほとんどがコイルで電位療法を行なっているため、電磁波が発生してしまいます。

電磁波というのは、皆さんご存じのように電子レンジで使われているものですし、ケータイ電話の電磁波で耳にがんができるということでWHOが勧告を出したほどなので、からだになんらかのマイナスの影響はあると考えていいでしょう。質のいい睡眠のために、ぜひ正しい情報を手に入れるよう心掛けてください。

睡眠の質を高める食事、お教えします！

からだを温めてくれる「食」については、第3章でも詳しく見てきました。睡眠の質を高めるためにも、「食」は大きなキーワードになってきます。

実は、睡眠の質を高めてくれる食材も存在します。それは、トリプトファンという成分を含んだ食材です。必須アミノ酸のひとつであるトリプトファンは、わたしたちのからだで自ら生成することができないので、食べ物から取る必要があります。

このトリプトファンは、「リズミカルな運動」をするとからだの中でセロトニンに変わり、そして睡眠に必要な物質、メラトニンに変化するのです。

つまり、トリプトファンを豊富に含んだ食事をして運動をすれば、質の良い睡眠を取ることができるということです。

ここでいう「リズミカルな運動」とは、特別なことではなく、「呼吸すること」や「咀嚼《そしゃく》運動」で十分です。腹式呼吸でしっかりと深い呼吸をリズミカルにすることは、質の良い睡眠につながります。逆に、夕方以降に激しい運動を行なうと交感神経が興奮してしまい、睡眠の妨げになる場合がありますから、ご注意くださいね。

さて、トリプトファンを豊富に含む食材は、カツオ、レバー、大豆などです。自著である『115歳が見えてくる〝ちょい足し〟健康法』（小社刊）にも書かせていただきましたが、ビタミンB6と鉄分を加えるとトリプトファンを効率よく吸収して活性化することができます。

そこで、ビタミンB6が豊富なニラと鉄分が豊富なレバーを組み合わせたレバニラ炒めを昼食に食べることで、質の良い睡眠を取る準備をすることができるのです。

このように、睡眠に投資をすることで「上体温」を、さらには健康的な毎日を実現することができます。まずはご自身の睡眠への意識を高めるところから始めてみてはいかがでしょうか？

第6章　上体温で寒い冬も風邪知らず！

実は「風邪」という病気は存在しない

本章の冒頭から、皆さんがおそらく知らなかった真実を申し上げることになるでしょうか。皆さん、「風邪」という言葉を病名として当たり前のように口にされていますが、**実は「風邪」という名前の病気は存在しません。**

わたしたち医者は、咳やくしゃみ、発熱、鼻水、悪寒、頭痛などの諸症状の総称を便宜上、「風邪」と呼んでいます。つまり、「風邪っぽいいくつかの症状」を「風邪」と呼んでいるに過ぎません。

例えば、咳が何日も続く百日咳は、マイコプラズマ菌という細菌の感染が原因で発症する病です。

風邪も同様に、病原体による感染症のひとつですが、風邪には、「風邪ウイルス」というウイルスが存在するわけではないのです。

では、どんなウイルスに感染した場合が「風邪」となるのでしょうか？　皆さん疑問に思われるかもしれませんが、その答えを具体的に即答することはできません。なぜなら風邪の原因と言われるウイルスや細菌は、約200種類も存在するからです。

ちなみに、うち約90%がウイルス、約10%が細菌、と言われています。

風邪の原因となるウイルスには、アデノウイルスやライノウイルス、RSウイルスなどがあります。

また、細菌としては、肺炎球菌《きゅうきん》、インフルエンザ菌などがあります。

ちなみに、このインフルエンザ菌とはインフルエンザを引き起こすインフルエンザウイルスとはまったくの別物です。こちらは、感染すると中耳炎、副鼻腔炎、気管支炎、肺炎を引き起こす細菌です。

人類の歴史は、「感染症との戦い」とも言えます。

病原体には、さまざまなものがあり、ウイルスや細菌のほか、寄生虫や真菌(カビ)なども病原体のひとつです。そして、わたしたちの健康は、それら病原菌によって大きく左右されるのです。

だからこそ、それらに感染しない「上体温」が重要となってくるのですね。

風邪を引くとなぜ熱が出るのか？

ひとたび風邪を引くと、まず寒気を感じて、からだが震え、そして高い熱が出ます。その後、汗が出て熱が下がりますよね。これらひとつひとつの症状は、なんとか風邪を治そうとからだが自らがんばっている証拠です。すべてに具体的な理由があるのです。まずは、発熱からご説明しましょう。

そもそも風邪を引くと、なぜ熱が出てしまうのか？　それは、からだの免疫をパワーアップさせるためなのです。

まずウイルスがからだに侵入すると、白血球がウイルスを食べ、情報伝達タンパク質サイトカインを放出します。それが血流に乗って脳へ届くと、脳は、体温を上げようとします。その理由は、免疫をパワーアップさせて白血球の働きを活発化するため。そして、ウイルスの繁殖を抑えるためです。

ちなみに体温が38・5℃まで上昇すると、ウイルスは死滅しますが、上がりすぎた場合、脳や神経に異常をきたすことがあります。熱が出て痙攣《けいれん》を起こしたり、朦朧としたりするのは、このためです。上がりすぎた熱は、解熱剤などで下げたほうが良い場合がありますので、注意が必要です。

熱が出る前に寒気を感じる仕組みは、こうです。

まず、脳が熱を出して体温を上げようとからだに命令をします。すると、からだは皮膚から熱が逃げるのを抑えるため、皮膚の血管を収縮させ、汗腺《かんせん》を閉じます。この状態は、冬の寒い時と同じですから、からだは寒いと勘違いをして、ブルブルと震え、寒気が走るわけです。つまり実際の体温と、脳が設定して命令した体温の間に差が生じて、寒気を感じるという仕組みなのです。ブルブルとからだが震えるのは、筋肉をふるえさせて熱を発生させるためです。

発熱が功を奏してウイルスを無事やっつけられたら、今度は脳が体温を平熱に戻そうとします。熱を下げるには、今度は皮膚の血管を拡張させて汗腺を開きます。すると、皮膚からは汗が出始めるというわけです。汗が出るのは体温を下げる働き。つまり、**「汗が出るのは、風邪が治りかけている証拠」**と言うことができるでしょう。

ただし、発熱が風邪からの回復において大きな役割を果たすとはいえ、それぞれの役割を持って社会生活を送る皆さんにおかれては、大事な会議や受験などで「今日は、どうしても熱を下げたい」という日もあるかもしれません。

そんな時は、解熱剤を使って一時的に熱を抑えるという選択をしてください。また、あまりに熱が高くてよく眠れない時に、症状を和らげるのに用いても良いでしょう。睡眠でからだを休ませなくては風邪からの回復もままなりませんからね。

インフルエンザはいつもの風邪とどう違う?

皆さんが「風邪」と呼ぶ病気、正式名称「感冒症候群」は、鼻水、鼻づまり、咳、くしゃみなどの感冒症状がいくつも集まったものですが、毎冬猛威を振るう憎きインフルエンザも、その風邪のひとつと言っていいでしょう。インフルエンザの潜伏期間は通常2~5日ぐらいで、突然の発熱で発症することが多く、発熱のほか、全身の倦怠《けんたい》感、腰痛、関節痛の全身症状と鼻汁、咳、咽頭痛などの気道症状、食欲不振、嘔吐、腹痛、下痢などの消化器症状を示すことがあり、通常1週間で軽快します。

よく間違われる、まったく別の病原体に前述のインフルエンザ菌があります。こちらは細菌の一種で、1892年に北里柴三郎博士が発見したことで有名ですね。

一方のインフルエンザウイルスは、細菌ではなくウイルスの一種です。これは1933年にスミス、アンドリュー、ライドロウらによって発見されました（この時の種類はA型インフルエンザウイルス）。

ウイルスと細菌の違いは、その大きさを比較するとはっきりします。

インフルエンザウイルスは、大きさが0・1ナノメートル（1ミリの100万分の1）なのに対して、細菌は、1~5マイクロメートル（1ミリの1000分の1）です。ウイルスを蟻に例えるならば、細菌はシロナガスクジラほどの大きさと言えるのです。いかがですか、イメージできたでしょうか？

また異なるのは、その増え方です。細菌は栄養や温度、湿度などの条件がそろえば、自分の力で増えることができますが、ウイルスは生きた細胞に寄生（感染）せずには、自力で増えることができないのです。だからインフルエンザウイルスは人に感染することで広がっていくのですね。

インフルエンザには何種類あるのか？

毎年、その冬に流行するインフルエンザの種類が予想されますが、このウイルスには、いったい何種類存在するのか、ご存じですか？

答えは、大きく分類すると、「A型」「B型」「C型」の3種類があり、毎年流行するのは、A型とB型のインフルエンザです。そして、C型のインフルエンザは一生に一度かかる、と言われています。

A型は、秋から冬にかけて流行することが多く、症状も強いため爆発的に広がることがあり、世界的に流行する感染症「パンデミック」の原因となることがあります。

そして、B型は、冬から春にかけて流行ることが多く、A型に比べると症状が穏やかなのが特徴です。よく、一年に2回インフルエンザにかかった、という話を聞きますが、それはA型とB型の両方にかかってしまうためなのです。

ほかによく聞く分類としては、「香港型」や「ソ連型」などがありますよね。

20世紀に世界的に流行した風邪、「スペイン風邪」、「アジア風邪」、「香港風邪」、「ソ連風邪」は、すべてA型インフルエンザウイルスによるパンデミックでした。

なぜA型はこんなに多くの種類があるのでしょうか。

その理由は少し難しい話になりますが、ウイルスの性質に関係があるのです。A型ウイルスの体の表面にはＨＡ（赤血球凝集素）とＮＡ（ノイラミニダーゼ）の二つの出っ張りのようなマークがあり、その種類は現在わかっているところによると、ＨＡが16種類、ＮＡは９種類あります。つまり、A型の種類は、この二つのマークの組合せの数だけ存在するということです。

ちなみに、「スペイン風邪」はＡ／Ｈ１Ｎ１亜型（１９１７～19年）、「アジア風邪」はＡ／Ｈ２Ｎ２亜型（１９５８～59年）、「香港風邪」はＡ／Ｈ３Ｎ２亜型（１９６９～70年）という具合で、すべて異なるのがおわかりいただけるでしょうか。

ワクチンで防ぐことができるインフルエンザは?

毎年、ＷＨＯ（世界保健機関）では世界から収集したインフルエンザの流行情報から、次のシーズンの流行を予想しています。そして我が国では、毎年インフルエンザシーズンの終わり頃に、それらＷＨＯからの情報と日本国内の流行情報に基づいて、次のシーズンにむけて製造するべきワクチンの数量や種類を決めます。

わたしたちが毎年ワクチンを打つ必要があるのは、毎年、インフルエンザは形を変えてやってくるため。前の年のワクチンが効かないせいなのです。

ワクチンを接種すると、何種類のインフルエンザウイルスを予防できるのでしょうか？　答えは、Ａ／ソ連（Ｈ１Ｎ１）、Ａ／香港（Ｈ３Ｎ２）、Ａ／２００９年（Ｈ１Ｎ１ｐａｎｄｅｍｉｃ）、Ｂ型の４種類が基本となります。

２０１５／２０１６年のインフルエンザワクチンから、「４価ワクチン」になった、という話を聞かれた方もいらっしゃるでしょう。従来は、３価ワクチンだったところに、Ａ／２００９年（Ｈ１Ｎ１ｐａｎｄｅｍｉｃ）が加わったのです。どこの医療機関でも、日本国内であれば、すべて４価ワクチンですので、ご安心ください。

ちなみに、日本では、予防接種法により65歳以上であれば、安価にワクチン接種を受けることができます。これは、高齢者はインフルエンザに感染した場合、肺炎や脳症などで死亡する危険性が高いためです。特に60歳以上で病気を患《わずら》っている方は、積極的にワクチン接種をすることがすすめられています。海外との流通が盛んになった現代では、従来日本にはない感染症が流行ることがあります。

例えば、デング熱やジカ熱などが話題になったことは記憶に新しいですよね。そして、今後もさまざまな感染症から身を守る必要があります。

どんな感染症も、命の危険があることを忘れてはいけません。予防手段があるのならば、積極的に受けておくべきだとわたしは思っています。

だからこそ、インターネットやテレビで話題になる「インフルエンザワクチンは意味がない」いう意見は、わたしの耳には無責任な意見としか、聞こえないのです。

匿名や無記名で「インフルエンザワクチンは意味がない」と言っているあなたにとっての最愛の人が、もしもインフルエンザで帰らぬ人になったとしたら、あなたはその責任を取れるのでしょうか。

インフルエンザを予防する最も確実な方法は、インフルエンザワクチンを接種することです。ですので、タマゴアレルギーを持っている人はインフルエンザにかかった場合のリスクと、ワクチン接種に伴う副反応とのバランスを考えましょう。自分だけで判断できない場合は、かかりつけの医師と相談してみましょう。

風邪を予防するなら、この「4ヶ所」を温めよう

暑い夏、汗だくで電車に飛び乗ると、クーラーの風で汗が冷やされ、今度は寒気を覚えた、という経験はありませんか？　また寒い冬、防寒具をしっかり着込んで外出したはいいけれど、暖房のよく効いた人混みで暑くて汗をかいてしまい、その汗が知らない間に冷えて寒い思いをした、という経験はありませんか？

冷暖房が整備された現代において、服装を選ぶのは、なかなか難しいものですね。実は、人間のからだは、部位によって温度を感じるセンサーの働きが異なっているようです。まずからだの部位を大きく「からだ」と「手足」のふたつに分けてみましょう。すると、おもしろい結果がわかりました。

文化女子大学家政学部の田村照子先生の研究によると、からだを冷やすと体温は下が

りますが、手足を冷やすと、逆に体温が上がったのだそうです。よく言われる、「お腹を冷やすとからだに良くない」という考え方は正しかったのです。

代わりに、実践したいのは体幹部分を中心に温めるということです。

特に、首の後ろや、おへその周辺、そして背中や鎖骨を温めることが、ポイントになります。4章でも述べましたが、首の後ろや鎖骨はマフラーやストールで対処しましょう。男性ならば、ネクタイをうまく活用すると良いですね。そして、おへそまわりや背中は腹巻で温めるとなお良さそうですね。

どれも、簡単にできる工夫です。ぜひ、覚えておいてくださいね。

風邪予防には手洗いとうがいとアルコール除菌

小さな子どもからお年寄りまで、誰にでもおすすめする風邪予防は、手洗いとうがいとアルコール除菌です。

手洗いは、幼稚園や小学校で石鹸をつけて丁寧に洗うように習います。しかし、本当に大切なのは、石鹸をつけることでも時間をかけることでもありません。石鹸を使わなくても時間をかけなくても、手の汚れを落とすことはできます。**わたしがすすめる手洗いは、水道水でさっと洗い流す方法です**。実は、水道水で、たった10秒、流水で洗うだけで55・7％の雑菌を洗い流すことができます。30秒で65・5％、60秒で76％ですから、手洗いは、石鹸をつけたりゴシゴシこすらなくても大丈夫です。

うがいは、意外と上手い下手があります。わたしがすすめるうがいは、①まず、水道水を軽く口に含み、約10秒間ぶくぶくさせて口の中をゆすぎます。これで、口の中に付着しているウイルスをゆすぎます。②次に、顔を斜め上に向けて、ガラガラと音を出しながらのどに振動を与えます。これで、喉に付着したウイルスをゆすぎます。③斜め上を向いたまま、首を左右に動かして念入りに喉をゆすぎます。これで喉の両端に付着しているウイルスを洗い流すことができます。

アルコール除菌の有効性についても実験してみました。インフルエンザウイルスをアルミ板に塗布し、水で濡らしたティッシュとアルコール除菌剤で濡らしたティッシュで比較しました。すると、どちらのティッシュで拭いてもアルミ板についたインフルエンザウイルスは、99％以上、拭き取ることができ、差はありませんでした。しかし、拭き取ったティッシュについているインフルエンザウイルスを比較してみると、水のティッシュではウイルスが生きたままでしたが、アルコール除菌剤では、99・9％以上ウイルスが死滅していました。つまり、風邪の季節、食卓や仕事デスクを拭く時は、アルコール除菌剤による拭き掃除が効果的だと言えます。

いつでも部屋を換気すればいいわけではない

風邪を予防するためには「こまめに部屋の窓を開けて換気しましょう」という言葉がありますね。皆さんの中にも、それが頭にあってこまめに換気します、という方がおられるのではないでしょうか？

ですが、この、こまめな換気はかならずしも正しいわけではないのです。

換気で気をつけなくてはいけないのは、その後の部屋の温度と湿度が、両方ともに下がってしまうことです。

空気が乾燥すると、わたしたちののども乾燥してしまい、ウイルスを追い出す繊毛の働きが弱まります。さらに風邪の病原体であるウイルスは湿度が40％以下になると、床に落ちる速度がゆるやかになり、咳などで放出されたあと約30分もの間、空気中に漂い続けることになります。また、風邪のウイルスの多くは気温15〜18℃以下の環境を好んで活動をはじめるため、室温が下がるのも問題です。つまり、冬に良かれと思って窓を開けたことで、意図せずウイルスが過ごしやすい環境を整えてしまっていたのです。逆に換気をしたほうがいいケースは、風邪を引いた人が、部屋に来た時です。この場合は、そのほうが帰ったあとに、窓を開けてウイルスを追い出すために換気をしたほうがいいでしょう。

ちなみに、ドアノブや机の上、床などに落ちたウイルスは、乾いた布にアルコール除菌スプレーを吹きかけ、こまめに拭き取ったほうがいいでしょう（布ではなく直接スプレーすると菌が舞い飛ぶ危険性があります）。そんな時は、皆さんもご存じのジョンソンの『カビキラー　アルコール除菌　キッチン用』を使ってみてください。この製品は、100％食品・食品添加物原料なので、食器にかかっても安心で、安全に使えるのでおすすめしています。

また、床に布団を敷いて寝ている方は、床に落ちたウイルスだけではなくハウスダストも気になります。ハウスダストの多くは、床から30㎝以下の低い場所を浮遊しますから、専用の掃除機などで布団自体をこまめに掃除することが大切です。

加湿器を部屋に置くならここ!

乾燥した室内はウイルスが過ごしやすいということで、加湿器を使用しているという方も多いのではないでしょうか。その加湿器はどこに置いていますか?

乾燥を防ぐべき場所は、呼吸をする顔の周りです。ですから、あまり低い場所に加湿器を置いてしまうと、足元だけ湿度が高く、肝心の顔まわりは乾燥した状態のまま、という場合があるので、**加湿器は腰よりも上の位置に置くことを強く意識しましょう。**

ほか、加湿器を使用する際の注意点は、こまめにフィルターを掃除することです。フィルターにカビが生えていると、そのカビが空気中にばらまかれ、カビアレルギーを発症してしまう危険性があります。また、タンクに水を入れる時は、浄水器の水ではなく、蛇口から直接、水道水を入れるようにしましょう。なぜなら、水道水に含まれる塩素が、雑菌の繁殖を抑えてくれるからです。ぜひ、意識してみてくださいね。

風邪の「引きはじめ」に気をつけるべきこと

ここまで「上体温」で風邪知らず！　を目標に綴ってきましたが、風邪を引いてしまった時の対処法を最後にお伝えしておきたいと思います。

寒気を感じ、からだが震えたりしながら、体温が徐々に上がっていく風邪の「引きはじめ」の段階において、わたしたちが気をつけるべきことはなんでしょうか。

わたしたちのからだが発熱するのは、免疫を活性化させてからだに侵入してきたウイルスや細菌をやっつけるためだと述べました。

だからこそ、熱を上げようとする自分のからだをサポートしてあげるため、積極的にからだを温める治療方法を取ることが大切なのです。

まず、風邪の引きはじめは、「ミカン」に注意しましょう。「風邪と言えばミカンを食べる」方も多いでしょうが、ミカンに含まれているカリウムには、利尿作用があるため、結果としてからだを冷やしてしまうためです。これでは、からだを温めて、免疫がウイルスとしっかり戦うべき時に妨げとなってしまいますよね。ビタミンCも豊富でいかにも風邪に効きそうな印象がありますが、食べるタイミングに気をつけましょう。熱が下がりはじめた時にぜひどうぞ。同様の理由で、カリウムの多い果物、ほかにはカキやバナナなども熱が下がりはじめるまで待ったほうがいいでしょう。

あと、皆さんは子どもの頃に風邪を引いたら親から、「お風呂に入らずに寝なさい」と言われた経験はありませんか？　この**「風邪を引いたらお風呂に絶対に入ってはいけない」という言説は、すでに昔の話なのです。**

と言うのも、古い日本家屋では、お風呂が離れにあることが多かったため、体温が急激に変わるため、出入りする際に湯冷めしたりと、風邪を悪化させてしまうと考えられていたからです。現代の充実した住宅事情を考えると、その心配はいらないでしょう。

ですから、風邪を引いた時のお風呂は「風邪の引きはじめ」で、「体力のある人ならば」

大丈夫、と言えます。ただし、38・5℃以上の高熱の場合は、エネルギーを消耗するので避けてください。

そして、治りかけの段階も、ウイルスとの戦いのあとで体力を消耗してしまっているため、体力が回復したと感じるまでは避けたほうがいいでしょう。

ちなみに、鼻水がひどい時は、足湯が効果的だと言われています。実は、鼻と足の意外な関係があり、足が冷えると、鼻の粘膜の血行が悪くなり、鼻水が止まらないことがわかっています。ですから、37℃のお湯に足を浸し、10~15分つかると鼻水の改善効果が期待できます。全身浴と違って体力の消耗も少ないですから、熱が高めでお風呂につかるのはしんどい、と思われる時にもおすすめですよ。

熱を下げるために汗をかこうとするのは間違い

発熱でパワーアップした免疫がウイルスをやっつけると、今度は脳が熱を下げようとしますので、わたしたちは汗をかきます。汗をかいたら、戦いのピークが過ぎた証拠ですので、この汗を目安としたらいいということです。

熱を下げるために汗をかくのではなく、汗をかくぐらいまで体温を上げる、という治療姿勢が正しいということです。

例えば、運動をして汗をかくのは、筋肉を動かして発生した熱を逃がそうと皮膚の血管を拡張させて汗腺を開くためです。すると、全身から汗がふきでて、放射冷却作用により、一気に熱が下がります。しかし、風邪の時は、免疫を活性化するために熱が必要なので、冷やしてはいけません。むやみに汗をかいてしまうと体温が下がってしまい、免疫力が低下してしまいます。免疫力が働かないうちに汗をかくと、かえって逆効果です。風邪の時に汗をかくタイミングは、十分に免疫力が上がり、ウイルスとの戦いに勝ったあと、必要なくなった熱を発散する時です。

熱が上がれば上がるほど、からだのだるさはどんどん増していきます。熱が上がることが大事だと頭で理解していても、「解熱剤を飲んで早く解放されたい」と思われる気持ちもわかります。ですが、からだがだるいという症状は、医学的に言うと「倦怠感」や「疲労感」を感じる状態で、からだが安静を求めているサインです。それはつまり、脳が指令を出して、からだの免疫をウイルスとの戦いに集中させるため、ほかの余計なエネルギーを消費させないようにしている状態なのです。

ただし、体温を上げることはウイルスを退治するには最適ですが、やはりデメリットもあるのです。それは、①力の消耗、②脱水症状、③体の機能の低下の3つです。

呼吸器系が弱い人は、呼吸機能が低下し、胃腸が弱い人は、胃腸の機能が低下します。

そして、風邪が治ったあとも、通常の機能に回復するまでに時間がかかります。

ですので、風邪を引いた時には、体温を上げるとともに、消化の良いものを食べてちゃんと栄養を取ることを忘れないでくださいね。

風邪の「治りかけ」に気をつけるべきこと

先ほど、汗が出はじめたら、「免疫VSウイルス・細菌」の戦いのピークは過ぎたと言えるでしょう、とお伝えしました。

それを知った皆さんは、次に風邪を引いた時、汗を確認したら、「やった！　この風邪もそろそろ治りそうだ」と思うかもしれませんね。しかし、油断は禁物です。お伝えしたように、体温をしっかり上げてウイルスと戦ったわたしたちのからだは、すっかり疲れ果てています。

体力も消耗してしまっていますし、もともと持っていた弱い臓器の機能も低下してしまっていますから、なかなかからだのだるさは取れません。また、汗をたっぷりかいたため、からだは水分不足で脱水症状に陥っています。ですから、風邪の「治りかけ」に取るべき治療方法には、**①脱水状態に対処するための水分補給**、**②体力回復のための栄養補給**、というふたつのテーマがあります。

この治りかけの段階で、「もっと汗をかけば、熱がスムーズに下がって早く回復するのでは?」とばかりに、厚着をして大量の汗をかこうとするのは厳禁です。

体力も消耗している上、すでに汗をかいて脱水状態に近いからだで、さらに厚着をしてもっと汗をどんどんかこうとすると、より脱水症状が進んでフラフラになってしまいます。これはもう熱中症のような症状なのです。つまり、ここで必要なのは、汗をかこうとすることではなく、**すでに汗として出てしまった水分を補給することです。**

また、風邪の「引きはじめ」では、利尿作用のあるカリウムを多く含んだミカンやバナナなどは良くない、とお伝えしました。ですが、風邪の治りかけの段階では、事情が変わってきます。わたしたちは、風邪が治りかけになると、ある程度、熱も治まり消化力が上がってくるので、今度は体にたまった毒素を外に出すことが大切になってきます。すると、利尿作用のあるカリウムの摂取は有効です。

中でもバナナは、ほかの果物よりも豊富にカリウムを含んでいます。さらに、ビタミンCや糖分も多く含んでいるので、治りかけのからだにはもってこいの食べ物です。

わたしのおすすめは、バナナとヨーグルトをミキサーにかけて作る「バナナヨーグルトジュース」です。そのまま食べるよりも消化が良くなりますし、一緒に摂るヨーグルトの乳酸菌が、腸の働きを助けてくれますよ。もちろん、おかゆもあなたのからだを温めてくれます。トッピングには、エネルギーの補給、食欲増進、殺菌作用が期待できるクエン酸を含んだ梅干しをおすすめしておきましょう。

どうか、「からだを温める」方法を実践し、元気で健康な毎日を過ごしてください。皆さんが素晴らしい毎日を送ることができますよう、心から願っています。

おわりに

iPS細胞が不治の病を治す時代、健康でいることの大切さをあらためて考える必要があります。85歳を過ぎたわたしの父・市郎から、「これからの時代は、もったいないから、残さず食べなさいという時代から、食事を残す勇気を持つことが大切だ」と教えられました。

では、健康でいるためには、何を選んで、どれを捨てればいいのでしょうか?

小さな子どもからお年寄りまで、健康な人も、高血圧、糖尿病、高脂血症などで病院にかかっている方も、がんを患っている方も、どんな人でも体温を上げることで、免疫力を上げて、健康なからだを手に入れることができます。

わたしの母・博子は、60歳の手習いで英会話を始め、86歳を過ぎた今も、毎週ゴルフへ出かけていきます。病気が逃げ出すからだを身に付け、日々の生活を健康に楽しんでいます。水もよく噛んで飲む、旬の食材を美味しく食べるなど、わたしが知らないうちに教えられた健康法を実践できているのは両親のおかげです。だからこそ、わたしは「からだは親がくれた財産」と考えています。

一日24時間のうち、一番大切にしなくてはいけないのは睡眠です。いかに質の良い睡眠をするかで、翌日の頭の働きもからだの動きも変わってきます。つまり、寝る時から一日が始まっていると考える必要があります。良い睡眠を取ることで、病気を寄せつけない温かいからだを手に入れ、寒い季節も、元気で風邪を引かない毎日を過ごすことができるようになります。

春から夏は、湿気の多い梅雨をはさんで精神的なストレスが多い時期です。ゴールデンウィーク前後に、精神的な不調から学校を休みがちになったり、会社へ行けなくなる人がいらっしゃいます。夏から秋は、暑さで体調を崩してしまう人がいらっしゃいます。秋から冬は、乾いた空気と寒さで風邪を引くことが多くなる時期です。冬から春は、一年中で最も体調が崩れやすい時期です。病気をせず健康で居るためには、季節の変わり目をいかに過ごすかが、大切です。

季節の変わり目を上手く乗り切るために、自然の変化に対応できる衣食住を見直しましょう。

衣は、ファッションではなく、皮膚を乾いた空気や冷たい風から守る皮膚の上に着る免疫力と考えましょう。小さな子どもには、特に皮膚に優しい天然素材を肌着に選んであげることで、免疫力をアップすることができます。

食は、美味しいものを選ぶのではなく、腸の中から免疫力を高めるものと考えましょう。春夏秋冬の野菜を上手く取り入れた料理を毎日摂るように心掛けましょう。

住は、雨風をしのぐ場所ではなく、良い睡眠を取るための環境と考えましょう。良い睡眠とは、長く眠ることではなく、質の良い睡眠を取ることです。

どうか、毎日の生活を豊かに過ごすために、病気が逃げ出す温かいからだを手に入れてください。そして寒い季節もどうか元気に過ごしてください。健康なあなたでいられるように、心から祈っています。

２０１７年11月吉日

芝大門いまづクリニック　院長　今津嘉宏

病気が逃げ出す上体温のすすめ

著者 今津嘉宏

2017年12月25日 初版発行

今津嘉宏（いまづ・よしひろ）
藤田保健衛生大学医学部卒業。慶應義塾大学医学部外科助手、慶應義塾大学医学部漢方医学センター助教、『麻布ミューズクリニック』院長などを歴任後、東京都港区に『芝大門いまづクリニック』を開院。病状のみでなく、その人を取り巻く環境や性格にも留意し、患者の心に寄り添う医療を実践している。テレビ朝日『林修の今でしょ！講座』出演などメディア出演も多数。主な著書に『89・8％の病気を防ぐ上体温のすすめ～名医が実践する新・体温健康法！』『115歳が見えてくる〝ちょい足し〟健康法』『風邪予防、虚弱体質改善から始める最強の免疫力』（いずれも小社刊）など。

発行者 横内正昭
編集人 岩尾雅彦
発行所 株式会社ワニブックス
〒150-8482
東京都渋谷区恵比寿4-4-9えびす大黒ビル
電話 03-5449-2711（代表）
03-5449-2716（編集部）

装丁 橘田浩志（アティック）／小口翔平・喜來詩織（tobufune）
写真 アフロ
校正 玄冬書林
構成 山守麻衣
編集 岩尾雅彦（ワニブックス）

印刷所 凸版印刷株式会社
DTP 株式会社 三協美術
製本所 ナショナル製本

定価はカバーに表示してあります。
落丁本・乱丁本は小社管理部宛にお送りください。送料は小社負担にてお取替えいたします。ただし、古書店等で購入したものに関してはお取替えできません。

ISBN 978-4-8470-6602-3
ワニブックスHP http://www.wani.co.jp/
WANI BOOKOUT http://www.wanibookout.com/